KB139342

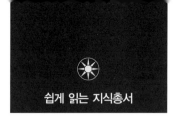

쉽게 읽는 지식총서

의학(醫學)의 발견

惠園出版社

쉽게 읽는 지식총서 **의학의 발견**

지은이 | 안네로제 지크
옮긴이 | 김태성
펴낸이 | 전채호
펴낸곳 | 혜원출판사
등록번호 | 1977. 9. 24 제8-16호

편집 | 장옥희 · 석기은 · 전혜원
디자인 | 홍보라
마케팅 | 채규선 · 배재경 · 전용훈
관리 · 총무 | 오민석 · 신주영 · 백종록
출력 | 한결그래픽스
인쇄 · 제본 | 백산인쇄

주소 | 경기도 파주시 교하읍 문발리 출판문화정보산업단지 507-8
전화 · 팩스 | 031)955-7451(영업부) 031)955-7454(편집부) 031)955-7455(FAX)
홈페이지 | www.hyewonbook.co.kr

Geschichte der Medizin by Annerose Sieck

Copyright ⓒ Compact Verlag GmbH, München 2005
The original German edition is published by Compact Verlag GmbH
All rights reserved

Korean Translation Copyright ⓒ 2009 Hyewon Publishing Co.
Korean edition is published by arrangement with Compact Verlag GmbH through
Corea Literary Agency, Seoul

ISBN 978-89-344-1038-6   04510

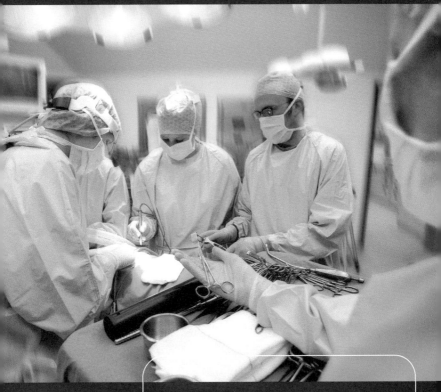

Medical Science

의학의 발견

안네로제 지크 지음 / 김태성 옮김

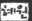
예원

목차

Ⅲ. 고대

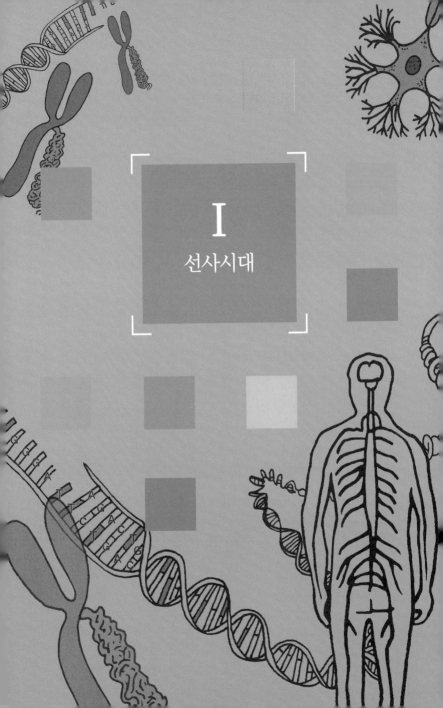

I

선사시대

석기시대 선조들이 현대인의 전형적인 문명병에 시달릴 필요가 없었다 하더라도 적합한 영양을 섭취하고, 수렵과 채취 시 신선한 야외에서 많이 움직였기 때문에 통증, 부상, 감염, 전염으로부터 안전했던 것은 결코 아니다. 두통이나 치통 같은 사소한 '일상의 아픔'도 이미 우리 선조들을 괴롭혔다. 하지만 질병이나 고통을 완화시키는 것에 관한 한

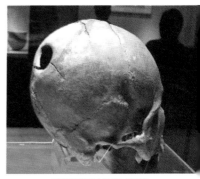

성공적인 두개골 절개를 입증하는 5000년 전의 두개골

선조들의 상상력은 대단히 풍부했다. 선사시대의 의료시술에 관한 우리의 지식은 고병리학(古病理學, Paleopathology)에서 유래한다. 이 학문은 의료방식을 묘사한 오래된 유물, 두개골이나 다른 뼛조각, 선사시대의 의료도구들을 집중적으로 다룬다.

1. 치료사와 주술사

확실한 것은 치료하려는 욕구가 일찍부터(약 5000년 전) 발명에 대한 인간의 열정을 불러일으켰다는 사실이다. 호모 사피엔스의 역사에서 가장 일찍 실시되었고 잘 알려진 수술은 아마도 한 네안데르탈인(Neanderthal man)[1]의 팔 절단일 텐데, 이 해골의 잔해는 샤니다르(Shanidar)[2]에서 발견되었다.

그런데 당시에는 외과도구의 사용이 예외에 속했다. 중한 질병은 선

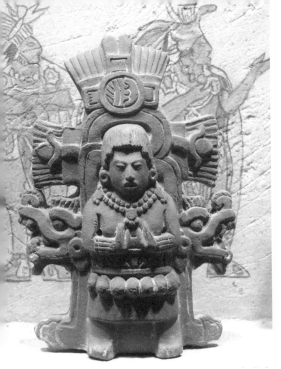

마야의 주술사

사시대의 선조들에게 전혀 해결할 수 없는 큰 문제를 안겨주었다. 작은 상처는 약초로 치료를 했던 반면에, 심각한 질병과 그 원인은 큰 수수께끼였다. 그래서 대부분의 질병을 악령이나 악마의 탓으로 돌렸다. 이들이 순진한 사람의 신체에 낯선 영혼, 돌, 구더기 등을 옮기기 때문에 모든 불행의 원인이라고 믿었다.

이른바 주술사나 치료사는 이런 고통을 없애기 위해 마법, 춤, 주술행위, 주문, 부적, 그 밖의 잡다한 마술 등을 사용했다. 이런 것들을 이용해 당사자의 신체를 악령이 쓸 수 없도록 만들었다. 환자를 굶기고, 구타하고, 심지어 고문하는 경우도 있었다. 격렬한 구토를 유발하는 약물을 사용해 악령을 내쫓으려 하기도 했으며, 두개골에 뚫은 구멍을 통해 악령이 사라지게 하기도 했다. 트리퍼네이션(Trepanation, 개공술)이라 불리는 이 방식은 정신병, 간질, 두통을 치료하는 수단으로도 사용되었다. 따라서 샤머니즘(Shamanism)의 근원은 신석기시대까지 거슬러 올라간다.

다수의 고고학 및 인종학 정보에 따르면 샤머니즘 형태의 종교적 체험은 구석기시대의 수렵채취사회 시기에서 유래한다. '샤머니즘'이란 명칭은 퉁구스(Tungus)어[3]에서 유래하는 것으로 추정되는데, 퉁구스어는 시베리아에 사는 에벤크(Ewenke)족[4]의 언어이다. '샤먼'은 흥분, 격동, 고무된 사람을 의미한다. 샤먼들은 대부분 자연과 밀접한 관계를 유지하는 전통사회에서 생활한다. 이들은 춤, 율동적인 음악(특히 북을 쳐서), 마약 등을 이용해 트랜스(Trance) 상태에 빠진다. 이런 의식 상태에서 초자연적인 인식을 얻거나(예를 들어 환자의 건강상태에 관한) 악령을 퇴치한다.

2. 외과의술의 시작

전 세계적으로 신석기시대에 이미 두개골 수술이 이루어졌음이 입증된다. 발견된 두개골에 생긴 깔때기 형태의 기이한 구멍들은 우리 조상들이 '외과기술'을 연습했다는 사실을 보여 준다. 지금도 원시종족에서 행해지는 이런 개공술은 널리 퍼져 있었다. 오늘날의 원시종족과의 유사성을 미루어 볼 때 노련한 종족 구성원이 작은 뼛조각을 들어낼 수 있을 때까지 뾰족한 돌로 두개골을 원형으로 갉았던 것으로 추정된다. 뇌 안의 압력이 상승하는 머리부상을 입은 환자에게는 이 방식이 도움이 될 수도 있었다. 왜냐하면 이런 '신경외과' 환자들 중 일부가 정말 이 과정에서 살아남았기 때문인데, 상처가 아문 뼈 가장자리를 보면 분명하게 알 수 있다.

알자스(Alsace)[5]에서 선형토기문화(약 BC 5500~4900)[6]의 한 농부에 행해진 수술이 처음으로 실패한 개공술 중 하나로 간주되고 있다. 유럽 중부에서 성공한 대부분의 두개골 절개는 첨저토기문화(BC

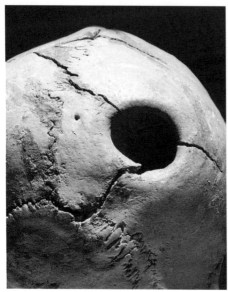

신석기시대에 성공적인 두개골 절개를 입증하는 5000년 전의 두개골

4300~3000)[7], 발테르니엔부르크-베른부르거(Walternienburg-Bernburger)문화(BC 3200~2800)[8], 승문토기 문화(BC 2500~ 2000)[9] 시기에 행해졌다.

두개골 절개는 가령 네덜란드의 화가인 히에로니무스 보슈(Hierony-mus Bosch, 1450~1516)의 〈정신병자 치료〉라는 작품에 묘사되어 있다.

❗ 빙하에서 온 남자

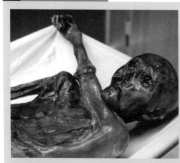

빙하의 미라 윗치

1991년 시밀라운(Similaun)[10] 빙하에서 발견된 약 5000년 된 신석기시대의 윗치(Ötzi)라 명명된 남자 미라는 그 당시 이미 인간이 의학에 관한 지식이 있었던 게 분명하다는 사실에 대한 증거라 할 수 있다. 과학자들은 미라에서 총 50개가 넘는 문신을 발견했다. 윗치는 장 기생충 및 척추와 다리관절의 마모로 인한 통증 때문에 치료를 받은 것으로 추정된다. 왜냐하면 문신들이 지금도 침술사가 척추질환이나 소화불량을 치료하는 지점에 정확하게 자리 잡고 있기 때문이다. 다시 말해서 윗치는 침을 맞은 것이다.

1) 사람속(homo genus)에 속하는 하나의 종으로 유럽과 아시아 서부에 살았다. 네안데르탈인이란 명칭은 독일의 네안데르탈 계곡에서 발견된 화석이기 때문에 붙여진 이름이다. 최초의 네안데르탈인은 35만 년 전 유럽에 나타났으며, 아시아에서는 5만 년 전에 사라졌고, 유럽에서는 3만 3천 년 내지 2만 4천 년까지 살았다.

2) 북부 이라크 산악지대의 서(西) 자그로스 지방에 있는 동혈 유적.

3) 시베리아 동부, 사할린 섬, 중국 동북(만주)지방 및 변경지방에 분포되어 있는 언어.

4) 에벵키 또는 어원커라고도 하며, 수많은 지역 집단과 씨족으로 구성된 토착민족으로 대부분 시베리아 지방에서 살지만 몽고, 중국에도 존재한다.

5) 프랑스 북동부에 있는 주.

6) 선형토기문화(線形土器文化)는 중부 유럽에서 가장 오래된 신석기시대의 농경문화로 간주되며, 토기 표면에 새겨진 기하학적인 선형무늬에서 명칭이 유래한다.

7) 첨저토기문화(尖底土器文化), 뾰족바닥토기, 바닥이 원추형으로 된 토기로 유럽의 중석기시대 토기, 핀란드, 러시아 동부에서 시베리아에 걸쳐 분포하는 빗살무늬토기, 같은 계통에 속하는 한국의 빗살무늬토기 등 유라시아 대륙 북부의 중석기시대 내지 신석기시대 초기의 문화에서 만들어졌다.

8) 독일 작센안할트 주에 있는 유적지의 이름에 따라 붙여진 명칭으로 후기 신석기시대의 문화이며, 주로 농사를 지었고 가축을 키운 것으로 보인다.

9) 승문토기문화(繩文土器文化)는 후기 신석기시대의 문화권을 요약해서 표현하는 명칭으로, 토기 표면에 끈을 눌러서 무늬를 만든 데서 명칭이 유래하며, 넓은 의미로는 북중부 유럽의 단독 무덤 문화에도 속한다.

10) 알프스 산맥에 있는 높이 3,599m의 산.

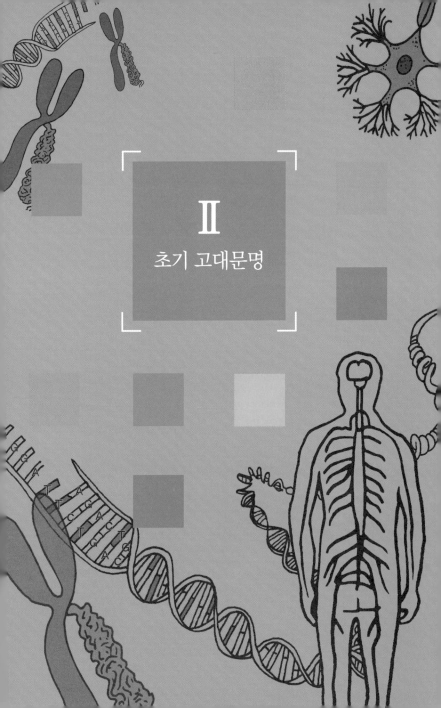

II
초기 고대문명

선사시대의 인간들은 외적인 원인으로 설명할 수 없어 보이는 질병들은 맹목적인 악령의 소행이라고 생각했다. 그 후 발전하는 노예소유 사회에서 인간은 오히려 그런 질병을 저지른 죄에 대한 신들의 공정한 벌이라 생각하기 시작했다. 그래서 속죄, 기도, 제물 등을 통해 신들을 진정시키려는 사제 의사들이, 마법 수단으로 치료를 추구했던 과거의 주술사들을 자연스럽게 대신하게 되었다.

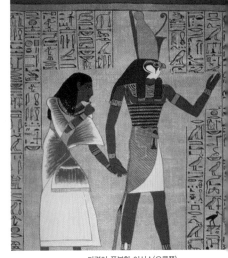

마력이 풍부한 이시스(오른쪽)

1. 고대 이집트의 의학

1822년 비밀에 싸인 상형문자가 해독되자, 마침내 의학연구에 관한 이집트 문헌을 읽을 수 있게 되었다. 현재까지 13개의 의학에 관한 파피루스(Papyrus)[1]가 알려져 있는데, 길이, 내용, 질, 시기와 관련하여 서로 구분된다. 이외에도 대체로 의학적인 내용이 담긴 크고 작은 마법 텍스트들이 다수 존재한다. 클레멘스 폰 알렉산드리아(Clemens von Alexandria, 약 150~약 215)[2]에 따르면 이집트인들은 42권의 해석학 서적과 6권의 의학 서적을 소유하고 있었다.

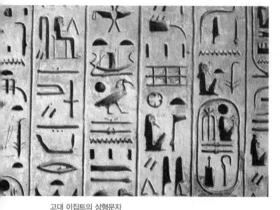
고대 이집트의 상형문자

에버스 파피루스(Ebers Papyrus)[3]로 거의 900개에 달하는 처방과 치료공식들이 보존된 채 남아 있다. 3400년 전에 인간의 삶을 힘들게 했던 거의 모든 질병에 대한 처방이 총망라되어 있는데, 위와 장 질환, 두통 및 류머티즘, 눈병, 피부병 등이다. 에버스 파피루스에는 심지어 빽빽 소리를 지르는 아이나 피임에 관한 주문도 들어 있다.

1) 고대 이집트의 의사

이집트 고대문명의 인간들은 질병의 근원, 모든 생성의 원인, 인생무상 등 자신들을 둘러싸고 있는 현상들의 '이유'에 관한 의문에 대한 답변을 신화, 신, 악령, 혼령 등에서 찾으려고 했다. 그에 따르면 질병은 금기위반에 대한 벌일 수 있었다. 또는 악의를 품은 죽은 자의 혼령, 악령, 신 등이 행한 공격의 결과일 수도 있었다. 오로지 주문과 주술의식을 통해서만 분노한 신을 달래고, 악령을 퇴치하는 데 성공할 수 있었다. 고대 이집트의 악령들은 이름이 없었다. '코는 머리 뒤에, 얼굴은 거꾸로' 하고 다녔기 때문에, 누구도 악령의 정체를 알아차릴 수 없었다. 온갖 술수를 다 동원해야만 그런 이름 없는 악령을 몰아낼 수 있었다.

이를 위해서는 사제보다 더 적합한 사람은 없었다.

고대 이집트의 의학은 오랜 기간 마법이나 마술과 동일시되었다. 하지만 마법과 의식이 의학을 대체한 것이 아니라 보완하고 강화했다고 보는 것이 더 타당하다. 심지어 환자가 차례대로 의사, 사제, 마법사로부터 진찰을 받았다는 증거들도 존재한다. 그래서 철저하게 의학적인 파피루스도 예를 들어 붕대를 풀거나 약을 복용할 때 낭독해야 하는 첨부주문을 포함하고 있었다. 이집트의 의사들은 연고, 알약, 습포로만 만족하지 않았고, 병에 걸린 신체를 점령한 악령을 내쫓으려 했다. 의사들은 이를 위해 예를 들어 '살아라, 나아라, 건강하라.' 같은 주문을 사용했는데, 의신(醫神)인 임호텝(Imhotep, BC 3000)으로부터 직접 유래하는 주문으로, 빠른 치유를 보장했다.

? 알고 넘어가기

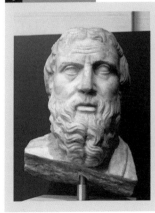

이집트의 의사들은 파라오 국가의 국경을 넘어서까지 탁월한 명성을 누렸다. 헤로도토스(Herodotos, BC 484~430)[4]는 BC 5세기 중반 무렵에 이렇게 기술하고 있다. '이집트의 의술은 다음과 같이 나뉘어져 있다. 개개의 의사가 단 하나의 질병만 담당한다. 그래서 온통 의사들로 가득하다. 눈, 머리, 치아, 몸통, 내부질환 등을 담당하는 의사들이 있다.' 따라서 의사들은 이미 일찍부터 전문분야로 분류되어 있었던 것이다. 예컨대 내과의, 외과의, 치과의, 수의사처럼.

헤로도토스

파라오(Pharaoh)[5]의 궁정의사들은 특권층을 형성했다. 최고의 명성을 누렸던 의사들은 사제였다. 사제 의사와 평신도 의사들이 환자의 치료 시 과학적인 방식을 적용하고, 그 외에 마법도 사용한 반면에, 실질적인 의학교육 경험이 없는 세 번째 의사집단은 오로지 주문, 부적, 다른 마법방식만을 사용해서 작업을 했다. 의사들의 수습기간은 힘들고 오래 걸렸다. 의사들은 수년 간 신전학교에서 문진, 검진, 촉진(觸診)[6] 기술을 배웠다.

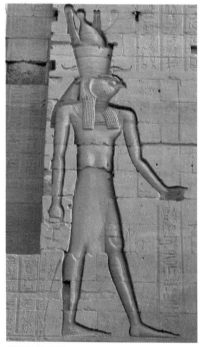

이집트의 신 호루스

2) 고대 이집트의 의신들

사제 의사들은 대부분 '강한' 여신인 세크메트(Sekhmet)를 섬겼다. 세크메트는 친절한 성향과 전염병을 가져오고, 불안과 공포를 퍼뜨릴 수 있는 악한 능력을 동시에 지니고 있었다. 세크메트는 사자머리를 하고 있는 것으로 묘사되었다. 신왕국에서는 테베의 여신인 무트(Mut)[7]와 합쳐서 무트-세크메트가 되기도 하는데, 이 형태로 마법적 의술을 부여받았다. 무트-세크메트는 의사, 특히 수의사들의 수호여신으로 간주된다.

토트(Thoth)[8]는 다양한 역할을 한 신이다. 천문학자, 마법사, 작가, 건축가들의 수호신으로 활동하는 것 외에도 의사들의 수호신이었다. 신화에 따르면 토트는 세트(Seth)[9]와의 싸움에서 눈이 뽑힌 호루스(Horus)[10]에게 눈을 가져와서 다시 끼워 넣었다고 한다. 이 행동으로 인해 토트는 특히 안과 의사들의 수호신으로 숭배를 받았다. 사람들은 '호루스의 눈'도 부적 형태의 마스코트로 몸에 지니고 다녔다.

이시스(Isis)는 '마력이 풍부한' 여신 및 '신의 어머니'로 숭배를 받았다. 전설에 따르면 이시스는 세트에 의해 토막 난 오시리스(Osiris)의 신체부위를 다시 조립할 수 있었다. 그 후 이시스의 마력은 모든 환자와

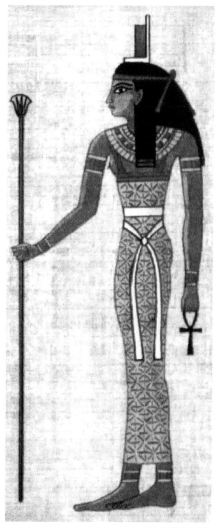

마력이 풍부한 이시스

부상자에게 도움이 되었다. 이시스는 자신의 날개로 생명력을 부채질할 수 있었다. 그리고 모자(母子)를 돌보는 의술과 의학의 중심에도 이시스가 있었다.

호루스는 이시스의 아들로 모든 파라오는 호루스의 재생을 의미했다. 호루스는 간단하게 '의사' 또는 '기적을 행하는 자'로 불리기도 했다. 이런 역할로 인해 특히 뱀에 물리거나 전갈에 쏘인 상처를 치유하는 것이 호루스의 의무였다. 호루스는 혼돈과 질병에 대항하는 구원의 투쟁에서 상징적인 인물이 되었다.

베스(Bes)라는 이름의 다른 신은 '기형'의 난쟁이로, 추한 얼굴로 묘사되었다. 이것은 특히 악령을 몰아내는 데 아주 적합했다. 베스는 임산부와 아이들의 보호자로도 여겨졌다. 치유효과와 마법효과를 높이기 위해 가끔 어린 호루스를 베스의 얼굴로 묘사하는 경우도 있었다.

헤케트(Heket)는 임산부와 태아의 수호신으로 간주되었다. 헤케트는 특히 태아의 성장을 돌보았으며, 출산과정을 감독했다.

? 알고 넘어가기

나중에는 인간도 의신의 지위에 올랐다. 임호텝은 고왕국에서 파라오 조세르(Djoser)[11]의 건축가이자 계단식 피라미드의 건립자였다. 임호텝의 칭호 중에는 의사도 있다. 임호텝은 사망 후 오랜 시간이 지나자 아스클레피오스(Asklepios)[12]와 동일시되면서 의신으로 숭배되었다.

스미스 파피루스(Smith Papyrus)[13]는 임호텝의 작품으로 간주된다. 피라미드 시기의 처방에서는 주로 골절이 문제였다. 조세르 피라미드의 건립자로서 임호텝은 그에 관한 지식을 습득할 기회가 충분했는데, 피라미드에서 중노동을 하던 중 뼈가 부러지는 남자들이 분명 적지 않았을 것이기 때문이다. 이 파피루스는 고대 이집트의 뼈 수술 수준이 괄목할 만큼 높았다는 사실을 보여 준다.

3) 이집트의 치료방식

이집트인에게 심장은 인간의 중심이고, 사고와 감정의 근원이며, 모든 신체부위에 혈액, 수분, 공기를 공급하는 혈관계의 중추였다. 미라를 방부처리 할 때 심장은 제거되지 않았다. 단지 신장, 간, 허파, 내장들만 조심스럽게 제거한 뒤 이른바 카노푸스 단지[14]에 저장되었다. 아마도 이

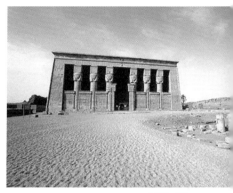

덴데라 신전

집트인들은 미라를 만드는 것을 통해 인간의 신체에 관해 많은 것을 배웠던 것 같다. 이집트인들은 뛰어난 관찰자였으며, 환자에게 상세한 질문과 검사를 한 후에만 진단을 감행했다. 물약, 알약, 마사지, 붕대, 팅크, 연고, 습포, 목욕요법, 눈약, 구강세정액, 흡입, 향 피우기, 관장 등 온갖 종류의 치료법이 있었다.

의약품은 식물이나 동물의 재료로 제조되었다. 오늘날 치료제의 효능은 불확실해 보이는 반면에, 이집트의 외과의술은 논란의 여지가 없다. 미라에서 확인할 수 있듯이 골절과 외상은 이미 성공적으로 치료될 수 있었다. 심지어 의치도 존재했다. 수술방식은 이집트인들의 정확한 관찰능력을 입증한다. 놀랍게도 바늘과 실로 상처를 봉합했다는 대목도 나온다. 반창고로는 지혈작용을 하는 생고기가 사용되었다. 심지어 꿀도 붕대재료로 쓰였다. 제5왕조(약 BC 2500년)에서 유래하는 미라에서는 부러진 정강이뼈를 위해 정확하게 제작된 부목이 발견되었다.

의사들이 동시에 사제였기 때문에 환자들은 보통 치유를 위해 신전을 참배했다. 몇몇 신전은 기적의 요양소로 아주 유명해졌다. 이런 신전에는 환자들이 끊임없이 몰려들었다. 덴데라(Dendera)[15]의 신전은 성공적인 치료로 널리 알려졌는데, 이 신전의 사제 의사들은 두 가지 서로 다른 치료방식을 사용했는데, 마법의 수치법(水治法)과 수면요법이었다.

4) 미라(mirra)

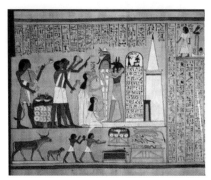

방부처리 (《사자(死者)의 서(書)》에 나오는 그림, BC 13세기)

고대 이집트인들의 종교관에 따르면 고인의 신체를 보존하는 것이 중요했다. 그래서 미라를 만드는 기술이 발명되었다. 방식이 완전해졌을 때 시체를 방부처리 하는 과정은 총 40일이 걸렸다. 처음에는 방부처리 담당자가 사자(死者)의 몸에서 내장을 꺼내 아마포로 싼 다음 카노푸스 단지에 넣고 기름을 붓는다. 그 다음에는 특수한 갈고리로 비강을 통해 머리에서 뇌를 빼낸다. 나트론(Natron, 천연탄산소다) 층으로 두껍게 사자의 몸을 둘러싸서 조직의 수분과 염분을 제거한다. 그리고 그 후 피부에 향유를 바르는데, 향유는 향기로운 수지가 첨가된 식물성 기름이다. 이따금 눈의 볼륨을 유지하기 위해 조그만 양파를 눈꺼풀 밑에 넣는 경우도 있다. 몸속과 몸 위에 놓는 값비싼 부적들은 사자를 마법으로 보호하는 데 사용된다. 마지막으로 경구들을 모은 사자의 서를 시체 위에 놓는다. 그런

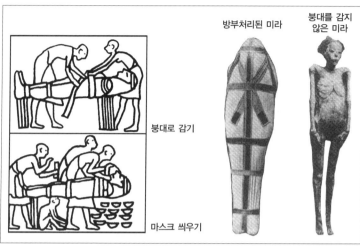

방부처리된 미라

붕대를 감지 않은 미라

붕대로 감기

마스크 씌우기

고대 이집트의 미라 작업

다음 천과 붕대로 단단하게 감싼다.

! 약초

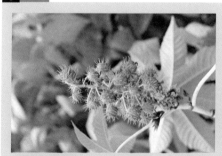

뱀에 물렸을 때 효능 있는 피마자

간편하게 항생제를 사용할 수 없었던 시기에 인간은 '악령 박테리아'나 병이 나게 하는 다른 병균들을 식물재료를 이용해 치유하려고 시도했다. 고대 이집트인들도 '녹색 약국'의 효능을 사용했다. 이들 중 다수는 지금도 의술에서 중요한 역할을 하고 있다. 여기에 속하는 것으로는 무화과나무(복부 질환, 통증 제거), 꿀(피임), 콩과 식물(염증), 고수열매[16](위병, 두통), 양파(감염), 후추(미라), 피마자(하제, 뱀에 물렸을 때), 셀러리(간, 방광, 신장 질환), 주니퍼(Juniper)[17](궤양, 통증), 항(류머티즘) 등이다.

2. 메소포타미아의 의학

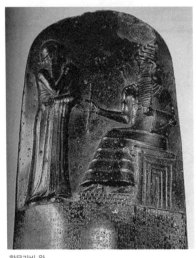

함무라비 왕

처음에는 수메르(Sumer)인[18]이, 후에는 아카드(Akkad)인[19]이 정착했던 메소포타미아의 대지에—유프라테스 강과 티그리스 강 사이의 지역(대부분 지금의 이라크)—BC 1900년 무렵 아모리(Amorite)[20]인 이주자가 통치왕조를 세웠다. 함무라비 왕(Hammurabi, BC 1728~1686)[21] 치하에서 왕조는 강대국으로 성장한다. 현 이라크의 수도인 바그다드 근처의 남부 메소포타미아에 위치한 바빌론은 바빌론제국의 종교 및 정치의 중심지가 되었다. 함무라비의 통치하에 과학, 특히 천문학·수학 등은 비약적인 발전을 맛보았다.

한편으로는 함무라비가 수메르인이 개발한 설형문자[22]를 전 제국에 의무화했기 때문이며, 다른 한편으로는 일관된 법제도를 통해 신민들의 공동생활을 조정했기 때문이다. 함무라비의 성문법은 고대 오리엔트의 가장 중요한 법전이다. 바빌론에 세워진 돌기둥에 새긴 함무라비 법전(현재 파리 루브르 박물관 소장)은 형법·민법·상법에 해당하는 282개의 법조항을 포함하고 있다.

1) 바빌론의 마법

바빌론의 의술은 마법과 종교가 혼합된 기본이념을 바탕으로 하고 있다. 사제들은 나라에서 가장 높은 탑에서 별이 총총한 하늘을 관찰했다. 천체의 운행, 월식과 일식, 혜성의 출현 등에서 질병, 전염병, 전쟁 등을 일으키는 신들의 의도를 읽었다. 별들만 메소포타미아의 사제들에게 질병과 죽음에 관해 설명을 제공한 것은 아니다.

제물로 바치는 짐승의 내장도 그런 추론을 가능케 했다. 보존된 토기판에서 알 수 있듯이 특히 짐승의 간(肝)을 보고 점을 치는 것이 신빙성이 있는 것으로 간주되었다. 별들의 징후, 해러스펙스(Haruspex)[23]와 더불어 의술이 있는 사제가 환자의 집으로 가는 길에 겪는 사건들까지 해석을 하면 환자의 병에 대한 진단은 모든 걸 구비한 셈이었다. 아슈르바니팔(Ashurbanipal, BC 669~627)[24] 왕의 도서관[25]에 있던 토기판에서는 길에서 마주치는 그런 사건들의 의미를 다룬 일종의 교과서가 발견되었다. 그에 따르면 예를 들어 검은 개는 죽음의 사자를 의미하고, 흰 돼지는 회복을 가져오며, 비둘기는 사자의 영혼을 데려가고, 뱀이나 전갈은 건강을 예언한다.

하지만 질병은 항상 환자의 책임으로, 분명한 죄의 표시로 간주되었다. 신은 자신을 섬기지 않거나 잘못된 행동으로 신의 명령을 무시한 인간에게 벌을 내렸다. 따라서 메소포타미아의 치료 사제들은 오늘날의 의미로 의학을 이용한 질병치료에서 매력을 발견하지 못했다. 오로지 마법만이 도움을 줄 수 있었는데, 마법이라는 수단을 사용해야만 신과의 접촉이 성공했기 때문이다.

2) 메소포타미아의 치료방식

신이 보낸 질병은 악령의 형태로 인간을 지배했다. 그래서 환자와 접촉을 하는 것은 순전히 정신적인 의미로 위험한 일이었는데, 악령들에게 엄청난 힘이 있다고 여겼기 때문이다. 메소포타미아 치료 사제들의 주된 임무는 병의 종류나 병을 유발하는 악령의 종류를 식별하는 것이었다. 여기에는 새로운 신체를 찾는 죽은 자의 혼령들도 있었다. 또는 인간인 부와 악령인 모의 결합에서 태어난 악령집단도 있었다. 또 다른 악령은 진짜 악마였다. 원래는 신의 형태였던 악마들은 악한 짓을 많이 해서 천상에서 추방당했다. 사람들은 용이나 회오리 돌풍으로 등장하는 습관이 있고, 순진한 나그네를 습격하는 이른바 일곱 악마라 불리는 악령들도 두려워했다.

치료 사제의 치료방식은 환자가 자신의 잘못된 행위를 인정하고, 후회하며, 속죄하는 것을 전제로 했다. 환자의 몸속에 자리 잡은 악령은 주문을 이용해 퇴치했다. 가령 두통에는 돼지머리를 제물로 바쳤다. 환자가 복통으로 고생할 때는 돼지의 배가 이용되었다.

이런 종류의 치료방식은 '영력(靈力) 마법'이라는 상위 개념하에서 실시되었다. 반면에 '모방 마법'은 치료 사제가 환자를 괴롭히는 악령의 복제를 만들어서 불에 태우는 것이다. 하지만 가장 중요하고 필수적인 치료방식 중 하나는 안수였다. 환자와의 접촉 시 마력이 환자에게 전달되는데, 이때 선한 혼령이나 수호신이 치료 사제를 도왔다.

순전히 마법적인 방식과 더불어 약초의 사용, 식물로 감는 법, 사혈(瀉血)[27] 등이 차츰 중요성을 얻었다. 치료 사제에게는 시간이 지나면서 완전히 사제직을 포기한 사제 의사들이 경쟁자로 등장했다. 치료 사제라는 직업이 얼마나 중요하면서도 위험한 직업인지는 함무라비 왕 시기인 BC 1600년 무렵 바빌론에서 유래하는 토기판을 통해 분명하게 알 수 있다. 외과의가 의료상의 실수를 자신의 목숨으로 보상하거나 높은 위자료를 지불하는 경우가 종종 있었던 것이다. 산파나 신생아의 유모도 위험한 삶을 살았는데, 예를 들어 아이 바꿔치기의 죄를 짓거나 자신의 실수로 아기가 죽은 채 태어날 경우, 양 젖가슴이 절단되는 형벌이 가해졌다.

? 알고 넘어가기

메소포타미아의 의술에서는 뱀의 형상에 특별한 의미를 부여했었다. 뱀은 치료효과와 죽음의 위협을 동시에 지니고 있었다. 이 두 요소는 뱀의 독에 의한 것이었다. 그래서 이 동물이 아주 일찍부터 의사의 상징으로 간주된 것은 놀랄 일이 아니다. BC 2000년에 유래하는 아주 괄목할 만한 유물 중에는 의사의 일상용품들이 그려진 메소포타미아의 화병이 있는데, 상처를 꿰매는 바늘, 연고를 만드는 도가니, 절구들 사이의 지팡이에 감긴 두 마리 뱀을 볼 수 있다.

3. 인도의 의술

신화가 전하듯이 예전에는 인간이 질병을 전혀 모른 채 장수했던 황금기가 존재했다. 많은 사람들이 자연적인 생활공간을 벗어나서 우주의 법칙을 위반하자 비로소 최초의 질병들이 확산되었다. 해결책을 찾기 위해 현자들은 히말라야 산맥의 골짜기에서 회의를 열었다. 현자들은 함께 명상을 하며 신들의 제왕인 인드라(Indra)[28]가 생명의 지식을 자신들에게 계시할 수 있다는 사실을 깨닫는다. 그래서 현자들 중 한 사람인

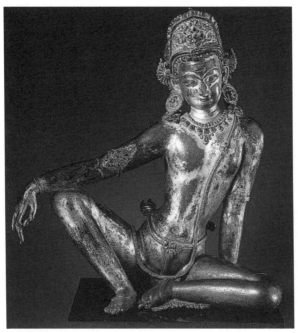

신들의 제왕 인드라

바라드바자(Bharadvaja)를 인드라에게 보냈다. 인드라는 바라드바자에게 〈아유르베다 *Ayurveda*〉[29]의 지식을 넘겨주며, 건강을 유지하고 해방에 도달하려면 누구나 신체와 정신의 조화를 추구해야 한다고 강조했다. 지상으로 돌아온 후 바라드바자는 다른 현자들에게 '생명의 지식'인 아유르베다를 가르쳤다.

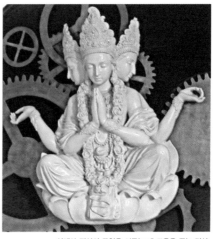
신체와 정신의 균형을 이루는 데 도움을 주는 명상

1) 생명에 관한 인도의 학문

〈아유르베다〉는 의학 역사에서 전해 내려오고, 지금도 적용되는 가장 오래된 의술서이다. 아유르베다의 고향은 인도이다. 수천 년에 걸쳐 의사의 경험지식이 전승되었지만, 오랜 기간 구두로만 전해졌고, 훨씬 나중에야 비로소 문서로 기록되었다. 역사가 진행되면서 〈아유르베다〉는 아시아 영역에서 의학적인 사고에만 영향을 미친 것이 아니다. 가장 중요한 그리스 의술의 대표자인 히포크라테스(Hippokrates, BC 460~377)[30]는 자신이 〈아유르베다〉의 교수법에 의거해 치료를 했다고 전하고 있다.

〈아유르베다〉는 3500~5000년 전부터 존재한 것으로 추정된다. 이

말은 산스크리트(Sanskrit)[31]에서 유래하며 '아유르(생명)'와 '베다(지식)'로 구성되어 있다. 그래서 〈아유르베다〉를 신체와 영혼, 감각과 정신의 균형을 이루려고 시도하는 생명과학으로 부르기도 하는데, 삶의 기술, 존재의 기술인 것이다.

〈아유르베다〉의 시각에서 봤을 때 건강은 세 가지 기본원칙이 균형을 이룬 상태이며, 이 원칙들을 이용해 인간이란 유기체 전체의 작동방식, 다시 말해서 정신과 신체의 모든 기능을 파악한다. 이 세 원칙은 동작원칙인 바타(Vata), 신진대사 원칙인 피타(Pitta), 구조부여 원칙인 카파(Kapha)이다. 이 세 원칙은 상호작용 속에서 인간의 신체와 정신 및 이들의 모든 기능에 구조를 부여한다. 이 원칙들 중 하나가 균형을 잃으면 인간은 병이 들고, 그 결과 여러 가지 증상이 나타날 수 있다.

2) 인도의 상히타

인도의 의사들은 기원전에 이미 체계적·과학적 연구에도 관심을 기울였다. 의사들은 자신들의 깨달음을 의학 교과서인 〈상히타 *Samhita*〉[32]에 기록했다. 약 2500년 전에 인도의 학자인 차라카(Charaka)[33]가 첫 번째 상히타를 집필했다. 이 문헌에는 〈아유르베다〉의 철학적 토대와 해부학을 비롯해서 진단·치료법·약물학·섭생법·행동양식 등을 거쳐 예방의학에 이르기까지 모든 인도 의학체계의 기초가 수록되어 있다.

차라카와 대략 비슷한 시기에 학자인 슈슈르타(Sushruta)[34]는 두 번째로 중요한 상히타를 썼다. 해부학과 외과수술의 발전에는 슈슈르타의 인식이 지침이 되었다. 그는 연구 중 일부를 새로운 수술기술의 발전에

할애했는데, 이를 통해 그 당시에 이미 신체부위 절단을 성공적으로 실시할 수 있었다. 접골 및 코와 피부의 성형수술에 관한 슈슈르타의 인식은 혁신적이었다. 100가지가 넘는 수술도구 및 상처를 봉합하는 70가지 방식에 관한 슈슈르타의 설명은 지금도 외과 분야에서

슈슈르타의 상히타

중요한 것으로 인정을 받고 있다. 유럽의 외과의들은 〈슈슈르타 상히타〉에 기록된 수술기술을 번역해서 사용했는데, 그 중에는 얼굴부상 시 실시하는 복잡한 외과수술도 있었다.

이런 전통적인 미용 성형수술은 전투에서 부상을 당한 마하라자(Maharaja)[35]와 왕자들의 외모를 복구하기 위해 발전되었다. 수백 년 후 학자인 바그바타(Vagbhata)[36]가 세 번째로 중요한 상히타인 〈아슈탕가 흐르다야 *Ashtangahridaya* 상히타〉를 썼다. 이 교과서는 이전의 두 상히타를 연결시킨 것이다.

❗ 요가

BC 1000년, 인도의 베다 문명에서는 인간의 본질과 정신을 탐구하는 과정에서 성령에 심취한 사람들이 요가(Yoga)[37]를 통한 자기체험 방식을 발견했다.
요가는 자기단련 및 신체기능과 정신기능의 지배를 요구한다. 원동력을 통해 인간이 이른바 세계영혼, 즉 정신의 최고 경지와 결합할 수 있다는 것이다.

4. 초기의 중국 의학

중국 황제의 주치의는 황제가 건강한 동안만 보수를 받았다. 이 이야기가 지어낸 것이라 하더라도 중국 의학의 기본사상에 관해 많은 것을 시사한다. 중국 의학의 주된 관심사는 질병의 치료가 아니다. 중국 의학은 그보다 먼저, 즉 환자의 건강유지에서 시작을 한다. 중국 의학의 견해에 따르면 에너지가 막힘없이 흐를 수 있어야 인간이 건강하고 행복한데, 다시 말해서 주변 환경과 조화를 이루는 것이다.

1) '황제(皇帝)'

중국 의학의 기원은 이미 구석기시대에 시작되었다. 고고학적 유물은 대략 10000년 전에 이미 침술의 원조라 할 수 있는 치료형태가 존재했다는 사실을 암시한다. 구석기시대에서 나온 돌로 만든 침, 신석기시대에서 출토된 뼈나 대나무로 만든 침, 그 후의 시기에는 다양한 재료로

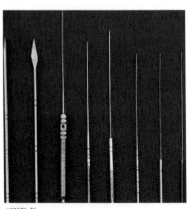

다양한 침

만들어진 침들이 발견되었는데, 초기 침 요법의 증거들이다.

중국 의학은 하(夏)나라[38]에 그 기원을 두고 있다. 의학에 대한 전통적인 이해의 기초는 지금까지도 인간이 자연적인 환경과 연결되어 있다는 사고관이다. 중국 의학의 시작이 대체로 샤머니즘적인 사상과 실행방식의 영향을 받았다 하

더라도 그 후 차츰 의학적·생물학적 경험과 단초들이 통합되어 진맥, 혀 진단법, 음양오행설[39], 신체물질(체액, 분비물, 배설물 등)과 장기에 관한 학설들이 기존의 도교[40]와 유교[41]의 의학 모델에 수용되었다.

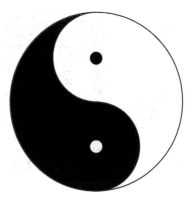

음양 상징

〈황제내경 黃帝內經〉[42]은 지금도 여전히 필독서로 간주되고 있다. 〈황제내경〉은 대략 BC 200년에 다양한 작가들에 의해 작성되었는데, 중국 의학의 모든 지식이 들어 있다. 이 작품은 전설의 황제[43]와 그의 신하이며 천하의 명의인 기백(岐伯)과의 대화를 기록한 것이다. 이 책은 두 분야로 구성되어 있는데, '소문(素問)'은 주로 의학이론을 다루고 있으며, '영추(靈樞)'에는 침술, 경락(經絡, 전통적인 중국 의학의 견해에 따라 생명 에너지가 흐르는 경로, 경혈(經穴, 한방에서 치료 시 활용하는 피부나 근육에 나타나는 중요한 반응점), 구침법(九鍼法), 대혹론(大惑論) 등이 실려 있다. 지금도 근본적인 치료형태는 침술, 지압, 뜸, 안마, 약초요법, 섭생, 태극권[44], 기공[45] 등이다.

? 알고 넘어가기

부항(附缸)은 오래 된 중국의 치료법이다. 유리로 만든 조그만 부항용기를 몇 분 동안 경혈에 갖다 댄다. 그러면 용기 내에서 저압이 발생하면서 피부를 흡착한다. 용기 내의 저압으로 인해 피부와 피부 아래의 조직이 용기 안으로 빨려들어 가면서 혈액과 생명 에너지인 기(氣)의 순환에 영향을 주는 것이다.

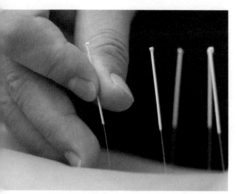

현대적인 침술요법

2) 중국의 치료형태

고대 중국에서는 종교적인 이유에서 해부가 금지되었고, 따라서 신체의 구조와 기능에 관한 지식은 불충분했다. 그래서 외과의 술 방식은 무척 단순했다.

외적인 치료로는 안마와 부항이 있었다. 그 외에 류머티즘이나 다른 질병에 사용되는 두 가지 방식이 있었다. 침술은 통증이나 충혈을 완화시키기 위해 피부에 침을 꽂는 것이며, 뜸은 기름에 적신 쑥을 피부 위에 얹고 태우는 것이다.

중요한 중국의 약제로는 대황[46], 투구꽃[47], 황, 비소[48], 아편[49] 등이 있다. 뿐만 아니라 짐승의 장기와 분비물을 물약으로 제조했다. BC 2세기의 한나라[50] 무덤에서 출토된 백화(帛畵, 비단 위에 그린 중국 고대의 그림)는 태극권과 상당히 유사한 동작을 보여 주고 있다. BC 300년에 〈장자〉[51]라는 이름의 또 다른 문헌은—대략 기공과 일치하는—호흡법을 규칙적으로 행하면 생기를 북돋우는 효과가 있다고 설명하고 있다.

? 알고 넘어가기

〈황제내경〉은 중국 의학의 한 유형일 뿐이며, 게다가 부유한 상류층에만 해당되었다. 중국의 민간요법은 훨씬 단순했다. 집안의 비방은 대를 이어 전수되었고, 외딴 마을에는 특정 분야를 전문으로 하는 떠돌이 의사들이 지나다녔다. 이들은 '종치는 의사'로 불렸는데, 종으로 자신의 도착을 알렸기 때문이다. 떠돌이 의사들은 현장에서 쉽게 구할 수 있는 약초를 사용했는데, 약초를 다룬 전통적인 문헌에서 언급된 약초들과 다른 약초들인 경우도 많았다. 어디서나 그렇듯이 민간치료사들도 샤머니즘, 약초 치료법, 의식 등을 혼합하여 작업했다.

3) 중국 의학의 기초

엄격한 질서원칙을 따르는 유교와 유교에서 발전한(상생상극 하는) 오행설이 중국 의학의 기초이다. 세상의 모든 과정은 다섯 개의 본질적인 원소에 부속되는데, 목(木), 화(火), 토(土), 금(金), 수(水)이다. 생명에 중요한 모든 장기는 이 다섯 원소 중 하나에 속한다. 경락에서는 생명 에너지인 기가 몸 전체로 흐른다. 기가 순조롭게 순환을 하고, 음기와 양기가 균형을 이루면 인간은 건강하다. 기가 차단되거나 불균형을 이루면 인간은 병이 든다. 더위, 추위, 바람 같은 외적인 요소

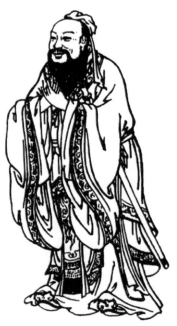

유교의 시조 공자

만 병이 나게 하는 것이 아니라 슬픔, 분노, 지나친 기쁨 같은 감정도 병을 유발한다. 기가 막히거나 허(虛)하면 병이 생기는 것이다.

BC 3000년 무렵 중국에서는 정신적인 부조화에서 순전히 신체적인 장애에 이르기까지 전부 치료될 수 있는 의술의 다섯 단계를 알고 있었다.

현자 – 최고 등급의 의사. 현자는 정신을 치유하고, 환자에게 올바른 인생항로를 가르쳐 준다.
섭생의사 – 약초를 사용한다. 음식물과 약초가 밀접하게 결합되어 있기 때문이다.
일반의사 – 침술, 지압, 안마, 뜸으로 치료를 한다.
외과의사 – 골절을 치료한다.
수의사 – 말과 개를 치료하지만, 사람은 치료하지 않는다.

! 화타

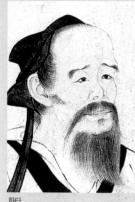

화타(華陀, 145~208)는 최초로 알려진 외과의사로 중국에서는 지금도 '외과의 비조(鼻祖)'로 숭배를 받고 있다.
화타는 대마와 술을 섞어 만든 특수한 약초배합인 마비산(麻沸散)으로 환자를 마취시켰다. 화타는 약초를 조금만 사용했으며, 침 하나로만(일침방식) 치료를 할 수 있는 것으로 유명했다. 평생을 민중의사로 살았던 화타는 심신수련법과 섭생에도 뛰어나 5가지 동물(호랑이, 곰, 원숭이, 사슴, 학)의 모습을 본떠 일종의 체조인 오금희(五禽戱)를 만들었다고 하는데, 지금은 전하지 않는다.

화타

1) 파피루스 풀줄기의 섬유로 만든 종이.

2) 본명은 티투스 플라비우스 클레멘스(Titus Flavius Clemens)로 그리스의 신학자이자 교부 신학자.

3) 독일의 이집트 학자 게오르그 에버(Georg Eber)가 1873년 겨울 이집트의 테베에서 한 딜러로부터 구입한 파피루스로, 1862년에 발견된 것으로 추정되며, 현재 라이프치히 대학 박물관에 소장되어 있다.

4) 키케로가 '역사의 아버지'라 부른 그리스의 역사가, 페르시아 전쟁사를 다룬 〈역사〉를 썼다.

5) 고대 이집트의 최고 통치자로 이집트의 정치적 · 종교적 지도자 역할을 함.

6) 손가락으로 만져서 병을 진단하는 진찰법.

7) 고대 이집트인이 숭배하던 태양의 여신. 주신 아몬의 아내로, 독수리의 모습으로 표현된다.

8) 고대 이집트 신화에 나오는 지혜와 정의의 신.

9) 고대 이집트의 남신으로 악의 정령, 악의 신으로 불린다. 이시스(Isis)의 남동생.

10) 고대 이집트 신화에 등장하는 태양의 신으로 죽음과 부활의 신 오시리스(Osiris)와 그의 아내이자 최고의 여신인 이시스의 아들이며, 사랑의 여신 하토르(Hathor)의 남편.

11) 재위 기간은 BC 2668~2649, 이집트 제 3왕조의 두 번째 파라오.

12) 그리스 로마 신화에 나오는 의술의 신으로 호메로스에서는 인간이며 의사라고 되어 있으나 훗날의 전설에서는 아폴론의 아들이라고 전해지고 있다.

13) 딜러로부터 파피루스를 구입한 에드윈 스미스(Edwin Smith)에 따라 명명된 이 파피루스는 1862년 테베에서 발견되었다.

14) Canopic jar, 사람 머리 모양의 뚜껑이 덮이고, 배가 불룩 나온 단지.

15) 상(上) 이집트 지방 룩소르 주에 있는 유적지.

16) 고수는 쌍떡잎식물 산형화목 미나리과의 한해살이풀로 지중해 동부 연안이 원산지임.

17) 겉씨식물 구과목 측백나무과의 상록관목으로 원산지는 유고슬라비아이며, 유럽, 북아프리카를 비롯해 전 세계에서 재배되고 있고, 열매는 약용으로 쓰임.

18) 바빌로니아 남부에 위치하며 세계에서 가장 오래된 문명이 발상한 지역의 민족.

19) 원래는 셈족의 한 갈래로 유목민이었으나 나중에 수메르인의 도시국가들을 정복하고 메소포타미아 최초의 통일국가를 건설하여, 바빌로니아의 북반부를 아카드, 남반부를 수메르라 부르게 됨.

20) 서(西) 셈족의 일파로 아무루인이라고도 하며 원래 시리아 지중해 연안의 가나안 주변에서 유목생활을 하였으나 숨아붐이 바빌로니아에 아모리 왕조를 세움.

21) 바빌론 제1왕조의 제6대 왕으로 주변국을 정복하고 통치하기 시작한 바빌론 제국의 첫 번째 황제임.

22) 한자와 마찬가지로 그림문자에서 생긴 문자로, 점토 위에 갈대나 금속으로 만든 펜으로 새겨 썼기 때문에 문자의 선이 쐐기 모양으로 되어 설형문자라고 하며 쐐기문자라고도 함.

23) 짐승의 내장을 보고 점을 치는 행위.

24) 아시리아의 왕. 니네베에 대규모 도서관을 건립하여 문학과 학문을 후원하였음.

25) 25,000개의 토기판을 소장했던 이 도서관은 이전에 가장 큰 고대 오리엔트의 문서 박물관이었고, 메소포타미아 문명에 대한 이해와 설형문자 해독에 지대한 기여를 했다.

26) 바빌론에서 남서쪽으로 25km 떨어진 곳에 위치한 도시.

27) 병의 치료를 목적으로 환자의 혈액을 체외로 뽑아내는 일.

28) 인도의 베다 신화에 나오는 비와 천둥의 신. 하늘의 제왕으로 몸은 모두 갈색이고, 팔은 네 개이며, 두 개의 창을 들고 코끼리를 타고 다닌다. 불교에서는 제석천 또는 십이천의 하나로 동방의 수호신이다.

29) 인도의 전승의학으로 발상은 약 3000년 전이며, BC 500년 무렵에 '합리경험의학'으로서 완성되었다.

30) 에게 해 남동쪽 코스 섬에서 태어난 그리스의 의학자. '의사의 아버지'. 인체의 생리나 병리를 체액론에 근거하여 사고했고, '병을 낫게 하는 것은 자연이다.'는 설을 치료 원칙의 기초로 삼았다.

31) 인도 아리아어 계통으로 고대인도의 표준문장어. 중국 및 한국에서는 범어(梵語)라고도 한다. 원어로는 상스크리타라고 하여 완성된 언어, 순수한 언어를 의미하며, 속어 프라크리트에 대칭된다.

32) 인도어로 '경전의 집성'을 뜻하는 말인데, 힌두교, 베다, 아유르베다, 탄트라에서도 사용되었으며 본집(本集)으로 한역한다.

33) 인도의 의사로 생존 시기는 분명치 않다. 일설에 의하면 1~2세기에 생존했던 카니쉬카(Kanishka) 왕의 주치의였다고 한다. 아유르베다에 관한 전통문헌의 핵심인 〈차라카 상히타〉의 저자이다.

34) 그냥 '외과의'로만 불렸던 인도의 의사로 생존 시기는 불확실하다. 그의 저서인 〈슈슈르타 상히타〉는 350년 무렵에 나온 것으로 추정되며, 8세기 말에 아랍어로 번역되었다.

35) 인도에서의 왕에 대한 칭호로 산스크리트로 '대왕'이라는 뜻이다. 아리아인들이 갠지스 강 유역에 왕국을 세웠을 때 다른 나라들과 싸워 승리한 국왕을 일반적인 왕의 칭호인 라잔(rajan)과 구별하여 마하라자라고 불렀다.

36) 차라카, 슈슈르타와 함께 인도의 3대 의학자의 한 사람으로 생존 시기는 불분명하며, 8세기경에 〈아슈탕가흐르다야 상히타(八支心髓本集, 팔지심수본집)〉를 저술하였다.

37) 자세와 호흡을 가다듬어 정신을 통일, 순화시키고, 초자연력을 얻고자 행하는 인도 고유의 수행법으로 요가란 말은 산스크리트로서 결합한다는 어원인 유즈(yuj)에서 시작되었으며, 마음을 긴장시켜 어떤 특정한 목적에 상응(相應) 또는 합일(合一)한다는 의미를 갖고 있다.

38) 하나라는 중국에서 처음으로 상(商)나라 이전 수백 년 간 존재했다고 기록된 나라이다. 그 연대는 하상주단 대공정에 의해 BC 2070년경에서 BC 1600년까지로 추정되었다. 하나라는 우임금에 의해 건국되었으며, 상나라의 탕왕에게 멸망했다.

39) 음양오행설(陰陽五行說)은 우주나 인간의 모든 현상을 음양 두 원리의 소장(消長)으로 설명하는 음양설과 이 영향을 받아 만물의 생성소멸(生成消滅)을 목(木), 화(火), 토(土), 금(金), 수(水)의 변전(變轉)으로 설명하는 오행설을 함께 묶어 이르는 말이다.

40) 도교(道敎)는 황제(黃帝)와 노자(老子)를 교조로 삼은 중국의 토착종교로, 노자와 장자(莊子)를 중심으로 한 도가(道家)사상과 구별된다. 도교는 후한(後漢)시대에 패국(沛國)의 풍읍(豊邑)에서 태어난 장도릉(張道陵)이 세웠다고 전하며, 지금도 타이완, 홍콩 등지에서 중국인 사회의 신앙이 되어 있다.

41) 유교(儒敎)는 공자를 시조(始祖)로 하는 중국의 대표적 사상으로 공교(孔敎), 공자교(孔子敎)라고도 한다. 인(仁)을 모든 도덕을 일관하는 최고이념으로 삼고, 수신(修身), 제가(齊家), 치국(治國), 평천하(平天下)의 실현을 목표로 하는 일종의 윤리학이자 정치학이며, 수천 년 동안 중국, 한국, 일본 등 동양사상을 지배해 왔다.

42) 〈황제내경 黃帝內經〉은 가장 오래 된 중국의 의학서로 내경(內經)이라고도 하며, 의학오경(醫學五經)의 하나이다. 중국 신화의 인물인 황제와 그의 신하이며 천하의 명의인 기백(岐伯)과의 의술에 관한 토론을 기록한 것이라 하나 사실은 진한(秦漢)시대에 황제의 이름에 가탁(假託)하여 저작한 것으로 보인다.

43) 황제는 중국의 건국 신화에 나타나는 제왕으로 중국을 처음으로 통일한 군주이자 문명의 창시자로 숭배되고 있다. 삼황오제(三皇五帝)에서 오제 중 첫 번째 제왕이며, 사마천(司馬遷, BC 145~BC 86)의 〈사기 史記〉에는 성은 공손(公孫), 이름은 헌원(軒轅)이라고 기록되어 있다.

44) 태극권(太極拳)은 중국 송나라 말 사람인 장삼봉(張三丰) 진인이 역경(易經)의 태극오행설(太極五行說)과 황제내경소문(黃帝內經素問)의 동양의학, 노자(老子)의 철학사상 등에 기공(氣功) 및 양생도인법, 호신술을 절묘하게 조화해 집대성한 것으로 추정되며, 정(精), 기(氣), 신(神)의 내면적인 수련을 중시하는 내가권법(內家拳法)이다.

45) 기공(氣功)은 동양 전래의 기(氣)를 다스리는 수련으로 기는 우주만물 작용력의 근원이며, 공(功)은 정성을 다해 기를 단련하는 방법이다. 현대 기공은 크게 무술기공 · 보건기공 · 의료기공 등 3가지로 나눈다. 기공의 기원은 동양문화가 시작된 4,000년 전으로 거슬러 올라가며, 철학 · 의학 · 천문학은 물론 각종 예술의 이론적 뿌리이자 줄기로 인식되는 동양 전래의 기공은 의가(醫家) · 도가 · 불가 · 유가 · 무가(武家) 등 여러 유파가 현대적 기공으로 종합되었다는 게 정설이다.

46) 대황(大黃)은 마디풀과의 여러해살이풀로, 원산지는 중국 서장, 청해 지방이며, 산골짜기의 습지에서 자란다. 뿌리는 굵고 황색인데 뿌리 말린 것을 대황이라 하며, 한방에서는 기원전부터 소염성의 하제(下劑)로 썼으며, 여러 가지 처방에 배합하여 사용했다.

47) 미나리아재비과의 여러해살이풀로 깊은 산골짜기에서 자란다. 9월에 자주색의 꽃이 피며, 유독식물로 뿌리에 강한 독이 있는데, 초오(草烏)라고 하며 약재로 쓴다.

48) 비소(砒素)는 주기율표 15족의 질소족원소의 하나로 주로 황화광물로서 존재하며 독성을 지니고 있다. 원소기호는 As이다.

49) 아편(阿片)은 마약의 일종으로 양귀비과의 2년생초인 양귀비의 즙액을 굳히거나 가공한 것이다. 아편은 생아편, 의약용 아편, 흡연용 아편으로 나눈다. 주로 인도, 터키, 유고슬라비아, 파키스탄에서 재배 · 제조되며, 전 세계의 생산량은 약 100만kg이나 된다.

50) 한(漢, BC 206년~220년)은 진(秦)나라 이후의 중국의 통일 왕조이다. 한 왕조는 고조 유방(劉邦)에 의해서 건국되었으며 약 400년을 지속하였고, 중국의 역사상 가장 강대했던 시기 중의 하나이다. 오늘날에 중국인들을 부를 때 사용하는 한족 역시 이 한 왕조의 이름에서 유래되었다.

51) 〈장자〉는 중국 고대의 사상가이자, 제자백가(諸子百家) 중 도가(道家)의 대표자인 장자(莊子, BC 369~BC 약 289)의 저서로 52편(篇)이었다고 하는데, 현존하는 것은 진대(晉代)의 곽상(郭象)이 산수(刪修)한 33편(內篇 7, 外篇 15, 雜篇 11)으로, 그 중에서 내편이 원형에 가장 가깝다고 한다.

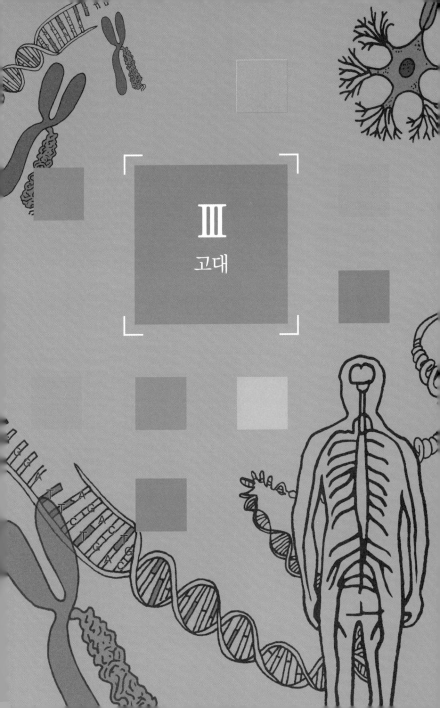

Ⅲ

고대

고대 그리스에서도 처음에는 의학이 마법과 마술에 의존했다. 호메로스(Homeros, BC 약 800~750)[1]에서는 아폴론(Apollon)[2]이 의술의 신이다. 하지만 호메로스의 〈일리아스 *Ilias*〉[3]에서 이미 사람들이 상처나 다른 부상의 외과적 치료에 상당한 지식이 있었다는 것을 알 수 있다. 외과는 특별한 전문영역으로 간주되었고, 내과와 구분되었다. 그리스 의술의 발전은 뒤늦게야 비로소 로마 의학에 진출했다.

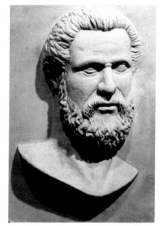

히포크라테스

1. 그리스 의학

초기의 그리스인들은 질병과 전염병의 존재를 하나의 전설을 이용해 설명했다. 프로메테우스(Prometheus)[4]가 저지른 불 도둑질에 대해 인간을 벌하려고 제우스(Zeus)[5]는 헤파이스토스(Hephaistos)[6]에게 점토로 여자를 만들게 했는데, 바로 판도라(Pandora)[7]였다. 판도라는 '판도라의 상자'와 함께 지상으로 보내졌다. 판도라의 상자에는 온갖 재앙이 들어 있었다. 제우스는 유일하게 선한 것으로 희망만 첨부했다. 판도라는 상자를 절대 열어서는 안 된다는 엄격한 지시를 받았었다. 하지만 여성적 호기심이 상자 안을 한 번 들여다보도록 부추겼고, 결국 모든 재앙이 세상에 퍼졌다.

1) 그리스의 의신

그 당시 가장 전설적인 의사 중 하나는 아스클레피오스로 아폴론과 테살리아(Thessalia)[8] 출신인 코로니스(Coronis)[9]의 아들이다. 코로니스는 정절을 그다지 중요시하지 않았고, 인간인 다른 남자와 함께 아폴론을 배반한다. 아폴론은 화살로 코로니스를 죽이고, 그녀의 몸에서 아스클레피오스를 꺼낸 다음, 현자인 반인반마 케이론(Cheiron)[10]에게 보낸다. 그곳에서 아스클레피오스는 의술에 관한 모든 지식을 배우고 뛰어난 의사가 된다.

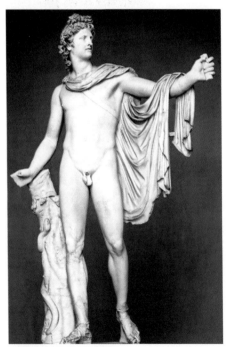

아스클레피오스의 아버지인 아폴론

아스클레피오스는 BC 5세기에 공식적인 그리스 의신으로 선언되었다. 아스클레피오스의 상징인 신성한 뱀이 감긴 지팡이는 지금도 의사계급의 상징으로 사용되고 있다. 아스클레피에이온(Asklepieion)은 아스클레피오스에게 경의를 표하기 위해 세워진 신전이다. 사람들은 치료를 받기 위해 신전을 참배했다. 공기가 깨끗하고 수원이 맑아서 기후나 위생상 유리한 자연조건은 정말 놀라운 효력을 발휘할 수 있었다. 아스클레피오스를 위해 세워진 최초의 신전은 그의 출생지인 트리칼라(Trikala)[11]를 관통하여 흐르는 리테오스(Litheos) 강변에 있다.

2) 고대의 숭배, 문화, 요양

아스클레피에이온에 들어가려는 시민은 누구나 영혼의 정화를 위해 우선 단식을 하고, 목욕을 한 다음 종교적 수련을 받아야 했다. 불치의 환자나 죽어가는 자 그리고 임산부는—이들은 부정한 것으로 간주되었는데—아예 입장이 허락되지 않았다.

저녁이면 신전수면을 위해 수면실로 들어갔다. 그곳에서 실질적인 치료행위가 시작되었다. 환자의 꿈속에 친절한 의신이 나타나서 환자를 살펴보고, 약을 주며, 붕대를 감아 주거나 처방을 알려주었고, 사제 의사는 처방을 해석했다. 순례자들은 훈련된 직원들의 보살핌 속에서 사제 의사들(아스클레피아다이)로부터 치료를 받았다. 수치법, 신선한 공기를 사용하는 요법, 오일 요법, 마사지, 관장, 장 세척, 운동, 식이 요법 등이 치료에 사용되었다.

신전시설 주변에는 극장, 도서관, 목욕시설, 오락시설 및 치료에 영향을 주기 위한 다른 시설들이 모여 있었다. 그래서 아스클레피에이온은 신전이자 치료 센터였으며, 현대적인 요양소와 흡사했다. 성공적인 치료 후에 시민들은 보티브(Votive)라 부르는 제물을 의신에게 바쳤다. 가장 중요한 신전으로는 에피다우로스(Epidauros)[12] 신전과 코스(Kos)[13] 신전이 있다.

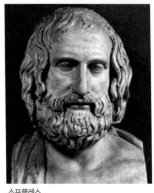

소포클레스

3) 히기에이아

그리스 여신 히기에이아(Hygieia, 로마인들은 하이게이아라고 불렀다)는 건강 유지 및 질병 예방을 담당했다. 그녀의 이름에서 파생된 하이진(Hygiene, 위생)이란 말은 그리스인들에게 포괄적인 위생학이나 위생을 장려하는 생활양식을 의미했다. 그리스인들에게 건강은 가장 값진 신의 선물로 여겨졌다. 그리스의 극작가인 소포클레스(Sophocles, BC 496~406)[14)]는 이렇게 기술한 바 있다. '가장 아름다운 것은 정의로움이며, 가장 좋은 것은 지병 없이 사는 것이다.'

히기에이아는 의신인 아스클레피오스의 딸로 아버지처럼 특별한 숭배를 받았다. 그녀의 주신전은 아테네에 있었다. 히기에이아의 신비한 마력은 현대 그리스에까지 작용하고 있는데, 관찰자에게 건강을 선사하고, 관찰자를 보호할 수 있다는 믿음에서 드러난다. 그래서 지금도 그리스에서는 진료실에 히기에이아의 초상이 걸려 있는 경우가 많다.

4) 그리스의 자연철학자

BC 7세기에는 자연철학자들이 그리스 의술에 큰 영향을 미쳤다. 자연철학자들은 만물의 시작에 대한 해답을 찾았다. 이 첫 번째 철학자들을 '이오니아 자연철학자'라고 부르기도 한다. 탈레스(Thales, BC 624?~ 546?)[15]에게는 물이 만물의 근원이며, 모든 생명체에 필요한 원소였다.

아낙시메네스(Anaximenes, BC 585?~525?)[16]는 호흡을 통해 생명을 유지시키고 온도, 성장, 건강에 영향을 미치는 공기가 만물의 근원이라고 여겼다. 헤라클레이토스(Heracleitos, BC 540?~480?)[17]는 사물을 다양한 상태로 변화시키는 불이 기본요소라고 믿었다.

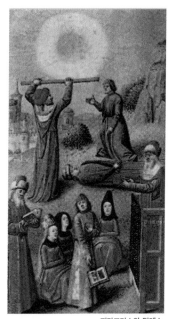
피타고라스와 탈레스

의술에 있어서는 피타고라스(Pythagoras, BC 582?~497?)[18]도 아주 중요한 인물이다. 피타고라스에게는 '수(數)'가 만물의 척도였다. 자연과 세계가 정돈하는 원칙, 즉 조화의 법칙을 따르는 것이 피타고라스의 원

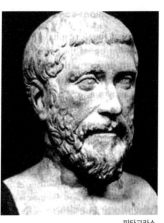
피타고라스

칙이었다. 따라서 조화의 원상회복을 통해 질병이 치유될 수 있다는 것이다. 그에 따르면 인간은 대부분 건강과 질병을 조절하는 능력을 스스로 소유하고 있다. 피타고라스의 영향하에 있던 의사들은 현명한 생활방식에 필요한 규칙들을 개발했다. 이 규칙들은 특정한 영양섭취 형태와 체조를 포함하고 있었다. 이외에도 의사들은 긴장단계와 긴장완화단계를 건강하게 반복하라고 선전했다.

5) 원소설과 체액론

BC 5세기에는 '후기 자연철학자'들이 새로운 인식을 탐구했다. 알크마이온(Alkmaion, BC 500년 무렵)[19]은 자연과 신체 내에서 서로 다른 원소들이 끊임없이 혼합했다 분해되고, 화합했다 분리된다는 이론을 주장했다. 그는 최초로 뇌가 감각의 중추이며, 영혼과 지능의 본부라는 이론을 구상했다. 그때까지는 그리고 그 후에도 고대 그리스의 고전시기 동안 심장이 모든 신체활동의 주도적인 중심부로 간주되었다.

엠페도클레스(Empedocles, BC 490?~430?)[20]는 원소설을 확장시켰다. 그는 '이오니아' 자연철학자들의 기본원소 원칙을 4개의 동등한 원소들로 대체했는데 바로 불, 물, 공기, 흙이다. 이 원소설과 히포크라테스의 체액론[21]은 19세기 중반까지 유효했고, 수백 년간 의학적 사고의 기초가 되었다.

6) 질병 경과의 세 단계

4원소에는 4가지 체액(혈액, 점액, 황담즙, 흑담즙), 그에 상응하는 장기들(심장, 뇌, 간, 비장), 4가지 기본성질(온, 습, 냉, 건) 등이 편입되었다. 그리고 여기에 나이, 계절, 기질 등이 추가되었다. 그래서 전체가 우주, 소우주, 인간에게 동일한 정도로 유효한 하나의 완성된 체계로 규명된다. 따라서 질병은 체액이나 원소가 잘못 혼합된 상태였으며, 보통은 자연이 직접 이들의 균형을 복구하려고 애를 쓴다. 질병의 경과는 여러 단계로 구분되었다.

1. **체액 혼합물의 장애**
2. **열이나 염증으로 나타나는 신체의 반응** – 부패한 체액은 '끓여야', 즉 무력화시켜야 한다.
3. **'찌꺼기'의 배출** – 대변, 소변, 땀, 월경 등을 통해서, 또는 고름, 구토물, 객담, 객혈 등으로 찌꺼기를 전부 배출하지 못하면 결석, 전이, 재발을 초래한다.

이에 따르면 자연적인 치유력이 회복과정에 영향을 끼치는 반면에, 자연적인 치유력은 외적인 특수성(환경, 기후, 계절)과 내적인 특수성(체질, 기질)의 영향을 받는다. 다시 말해서 질병은 환자마다 다르게 진행된다.

7) 히포크라테스

그리스 의술이 철학의 영향을 강하게 받은 것은 사실이지만, 실질적으로는 방랑하는 의사들의 '임상' 관찰을 통해 발전했다. 이들 중 가장 중요한 인물인 히포크라테스가 사실상 '의학의 아버지'로 간주되고 있다. 전해오는 이야기에 따르면 히포크라테스는 의사집안 출신이다. 아스클레피아다이로서 히포크라테스는 아버지로부터 가르침을 받았다. 그 당시 대부분의 의사들이 그랬듯이 히포크라테스도 떠돌이 의사로 활동을 했으며, 이때 유명한 의사나 철학자들과 관계를 맺었다. 히포크라테스는 자신의 고향인 코스 섬에 의학학교를 세웠고, 이미 생존 시에 유명해졌다. 나중에는 고향에서 '반신'으로 숭배를 받았다.

8) 히포크라테스 전집

BC 3세기에 알렉산드리아(Alexandria)[22]에서는 히포크라테스의 이름 하에 대략 50~70권에 달하는 의술에 관한 크고 작은 논문들이 〈히포크라테스 전집 *Corpus Hippocraticum*〉이라는 방대한 작품으로 통합되었다. 이들 중 어떤 책이 히포크라테스 본인에게서 유래하는지는 알려

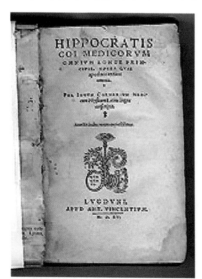

히포크라테스 전집

지지 않았다. 책에 등장하는 모순되는 진술 때문에 한 의사와 제자들의 작품이라기보다는 적어도 3개의 서로 다른 의학학교에서 유래하는 것이 분명한 것으로 추정되고 있다.

특히 〈고대 의술에 관하여〉라는 제목을 가진 책이 언급할 만한 가치가 있다. 이 책은 식이요법에 관한 관찰과 관습을 다루고 있는데, 이런 관습은 오늘날 환자간호의 근본적인 요소들을 포

함하고 있다. 논문들 대부분에서 공통적으로 발견되는 근본적인 의학적 견해와 정신적 배경을 놓고 볼 때 작품의 시기를 히포크라테스의 의학 시기로, 작품을 쓴 의사들을 히포크라테스의 의사들로 부르는 것이 정당하다고 할 수 있다.

9) 의사의 의무

〈히포크라테스 전집〉의 거의 모든 낱권마다 첫 장에서 '히포크라테스 선서'를 발견할 수 있다. 선서는 두 부분으로 나뉘는데, 첫 부분은 스승과 제자 간의 계약을 서술하고 있다. 이 선서를 하는 자는 자신이 속하는 계급 내에서만 의술을 전수할 의무가 있다.

두 번째 부분에서는 환자에 대한 의사의 의무가 언급되어 있다. 의사는 직업상 비밀엄수를 신봉하고, 자신의 모든 행위를 환자를 위해 행하며, 자신의 전문지식을 악용하지 않는다. 지금도 졸업 시에 최소한 상징적으로나마 선서를 하는 대학들이 있다.

10) 히포크라테스 선서

'의사인 아폴론, 아스클레피오스, 히기에이아, 파나케이아(Panacea)[23]의 이름을 걸고 맹세하며, 다른 모든 신과 여신을 증인으로 부르니, 최상의 능력과 판단에 따라 이 선서와 의무를 지키겠노라.

나에게 의술을 가르친 사람을 부모처럼 존경하고, 생계를 함께 할 것이며, 그가 가난에 시달릴 경우 같이 부양할 것이다. 그의 자식들을 형제처럼 여기며, 그들이 의술을 배우고자 할 경우 보수나 서약 없이 의술을 가르칠 것이노라. 강의와 그 밖의 모든 가르침을 나와 스승의 아들들 그리고 의사의 관례에 따라 서약과 선서를 한 학생들에게 전할 것이며, 그 외에는 누구에게도 가르치지 않겠노라.

환자에게 이익이 되도록 최상의 능력과 판단에 따라 처방을 내리겠노라. 특히 환자에게 피해와 부당함을 가할 수 있는 것으로부터 환자를 보호하겠노라. 설사 본인이 부탁을 하더라도 누구에게도 치명적인 독약을 주지 않을 것이며, 그에 대한 조언도 하지 않겠노라. 나의 삶과 의술을 신성하고 순수하게 유지하겠노라.

방광결석은 수술하지 않을 것이며, 이를 직업으로 하는 사람들에게 맡기겠노라.

어떤 집을 방문하든 환자에게 이익이 되게 할 것이며, 모든 임의적인 부당함과 손해를 저지르지 않을 것이며, 특히 남자건 여자건, 자유인이건 노예건, 그들의 육체에 대한 성적 쾌락을 억제하겠노라.

치료 중이거나 치료를 하지 않을 때에도 환자의 생활에 관해 보거나 들은 것 중 말해서는 안 되는 것은 숨길 것이며 비밀로 간주할 것이다.

내가 이 선서를 지키고 어기지 않는다면, 삶과 의술에 성공이 깃들고, 모든 사람들로부터 영원히 명성을 얻을 것이며, 선서를 어기고 거짓 맹세를 한다면 정반대되는 일이 일어나리라.'

11) 병력과 진단

히포크라테스는 환자의 진찰 및 환자와의 대화를 중심에 둔 최초의 인물이었다. 의사로서 히포크라테스에게는 정확한 증세의 묘사와 사변이 개입되지 않은 진단이 중요했다. 히포크라테스는 진단과 치료를 위한 체계적인 관찰을 특별히 평가함으로써 신이나 마력에 얽매인 의학의 전통을 깨뜨렸다. 히포크라테스는 신 아스클레피오스의 위치를 단순한 명예 역할로 축소시킴으로써 의학에 큰 공헌을 했다. 그의 견해에 따르면 어떤 신도 의학에 영향을 미칠 수 없으며, 신체는 모든 부분이 조화를 이루며 순조롭게 기능하면 건강한 반면에 병든 몸에서는 그렇지 않다는 것이다.

자연철학자들처럼 히포크라테스도 원소설을 주장했다. 불, 물, 흙, 공기에 온, 냉, 건, 습의 성질과 체액인 혈액, 점액, 황담즙, 흑담즙 등이 편입되었다. 히포크라테스는 질병을 치료한 것이 아니라 인간 자체를 치료했는데, 식이요법, 생활방식의 전환, 식물성 마약 형태의 약제, 외과수술 등을 통해 환자의 자연치유력을 촉진시켰다. 따라서 병력과 진단에서 중요한 요소는 환자의 생활형편, 체질, 직업 등이었다. 무균이라는 개념이 아직 전혀 알려지지 않았음에도 불구하고, 히포크라테스는 치료 시, 특히 외과수술 시 극도의 청결함을 요구했다.

❗ 식물학

레스보스(Lesbos) 섬[24]의 에레소스(Eresos)에 살던 테오프라스토스(Theophrastos, BC 327?~288?)[25]는 자신의 저서인 〈식물지에 대하여〉와 〈식물의 본원에 대하여〉 덕택에 식물요법의 창시자로 간주되고 있다. 식물요법은 특히 차, 흡입, 목욕, 습포, 세척, 덮개, 팅크 등을 이용한 치료이다. 진지하게 받아들여야 하는 책을 유럽에서 최초로 집필한 사람은 의사인 페다니우스 디오스코리데스(Pedanius Dioskorides, ? ~ ?)[26]였다. 〈약물에 대하여 De materia medica〉라는 저서에서 디오스코리데스는 약 600여 가지의 식물을 기록했는데, 그 중에는 약초들이 많이 포함되어 있었다. 그는 한 면 전체를 차지하는 색색의 삽화로 내용을 보충했다. 다섯 권으로 구성된 이 전집은 17세기까지 명실상부한 의학의 권위서로 인정을 받았다.

12) 알렉산드리아

아리스토텔레스(Aristoteles, BC 384~322)[27]의 영향으로 자연과학의

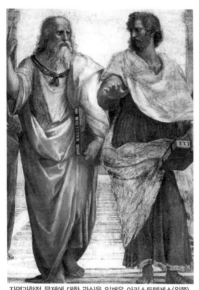
자연과학적 문제에 대한 관심을 일깨운 아리스토텔레스(왼쪽)

근본적인 문제에 대한 특별한 관심이 생겨났다. BC 3세기에는 유명한 의학학교와 도서관이 있던 이집트의 도시 알렉산드리아가 공인된 그리스 의학의 중심지였다.

이곳에서 아나톰 헤로필로스(Anatom Herophilos, BC 335~280)[28]는 역사적으로 입증된 최초의 공개적인 신체 해부를 실시했다. 에라시스트라토스(Erasistratos, BC 310?~BC 250?)[29]는 뇌, 신경, 정맥, 동맥 등의 해부에 관한 중요한 연구를 시작했다.

헤로필로스는 뇌에 충분한 관심을 기울인 최초의 인물로 뇌가 인간의 지성이 자리하는 곳이라고 여겼다. 그는 감각신경과 운동신경, 동맥과 정맥을 구분할 줄 알았다. 이때 동맥의 맥박을 인지했고, 정맥에는 그런 특성이 없다는 사실을 확인했다. 헤로필로스는 간, 비장, 소장의 앞부분(십이지장), 눈의 망막 등을 묘사했다. 그 외에도 남성의 전립선과 여성의 난소 및 유사기관을 서술했다. 또한 뇌 연구에 기여했고, 뇌를 용량이 큰 '대뇌'와 '소뇌'로 구분했다. 특히 뇌의 주름을 인지했고, 동물보다 인간에게서 주름이 더 두드러지게 나타난다는 사실을 관찰했다. 이런 이유로 뇌의 주름과 지능을 연관시켰다.

이 학자들의 후계자들은 서로 반목을 했던 다수의 학파를 형성했다. 가장 중요했던 학파는 경험론자들이었다. 이들은 실험을 통해 얻은 경험을 토대로 학설을 세웠다. 이 학파의 대표자는 미트라다테스 6세(Mithradates, BC 132~63)인 유파토르(Eupator)[30]였는데, 그는 분량을 차츰 높여서 복용하면 독에 대한 면역성이 생길 수 있다는 생각을 발전시켰다.

2. 로마제국의 의학

그리스 의술의 발전에도 불구하고 초기의 로마에서는 과학적인 인식을 무시한 채, 전통적인 비전문 의학과 민간 의학으로 만족했다. 여기에는 식이요법, 탕치, 약초지식, 상처치료 등이 포함되었다. 질병을 치료하고, 비전문 도우미의 협력을 조절하는 것은 전통적으로 가장의 임무였다. 전통적인 로마 의학은 오래된 가정처방 외에 마법적·종교적 치료방식을 사용했다. 의학에 관한 로마의 독자적인 기여는 국민건강 및 위생과 관련이 있다. 하수도 시설체계, 식수 공급, 병원 등의 건설과 관련하여 로마인의 업적은 현대에 와서야 비로소 상회되었다.

1) 로마의 민간의학

의학적 지식은 이미 일찍부터 그리스의 도시들, 하부 이탈리아, 시칠리아(Sicilia)[31]를 거쳐서 그리고 페니키아(Phoenicia)[32]인들의 영향을 통해서도 에트루리아(Etruria)[33]에 알려졌을 것이다. 하지만 고대 로마는

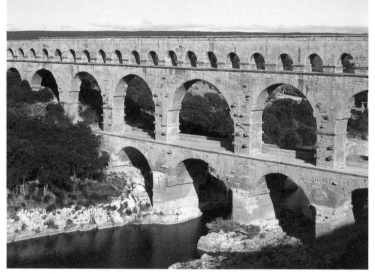

식수공급에 사용된 남프랑스 님의 가르교

이런 상황에서 거의 득을 보지 못한 것처럼 보인다. 로마의 세계제국이 지중해 동쪽에 있던 그리스제국을 정복한 후 그리스의 예술, 학문, 문학 등에 문호를 개방했던 BC 2세기에 비로소 과학적으로 확립된 의학이 들어왔다. 로마인들이 처음에는 격렬하게 저항을 했음에도 불구하고 그리스 의학은 특히 알렉산드리아를 중심으로 로마의 정복자들에게 영향을 미쳤다.

그래서 고대 로마인의 덕과 전통을 새로운 헬레니즘의 영향으로부터 지키려 했던 대(大) 카토(Marcus Porcius Cato, BC 234~BC 149)[34] 같은 로마의 작가가 당시의 의학을 멸시하거나 비난한 것은 전혀 이상한 일이 아니다. 카토의 〈농업론〉은 어떻게 하면 농장 구성원의 건강을 유지하고 개선할 수 있는지에 대한 다양한 처방과 조언을 서술하였다.

카토는 여러 종류의 배추를 만병통치약으로 추천했는데, 음식으로는 소화를 돕고, 즙은 환자가 속이 안 좋을 때 토하게 해주며, 잘게 썰어서 상처나 염증에 바른다고 했다. 또 다른 가정처방은 온갖 혼합물이 섞인 와인을 추천했다. 크리스마스 로즈(Christmas rose)[35]가 섞인 와인은 하제로, 주니퍼나무 조각을 넣어 끓인 와인은 요통 치료제로 쓰였다. 이 모든 처방이 전혀 도움이 되지 않을 경우에는 주문만이 유일한 도피처였다. 이런 배경에는 오래된 민족의 전통이 자리 잡고 있었는데, 이런 전통은 이제 그 당시 로마에 밀려들어온 그리스인들의 의학과 충돌하게 되었다.

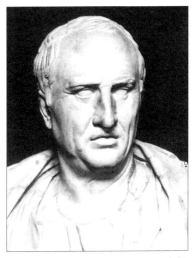

대 카토

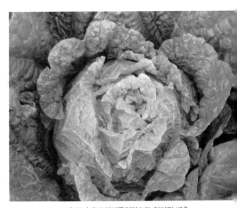

고대 로마에서 만병통치약으로 알려진 배추

BC 239년부터는 의학의 국신(國神)인 아스클레피오스도 속했던 위대한 로마의 국신들 외에도 민중은 이탈리아에서 유래하는 일련의 신들을 숭배했다. 카르나(Carna)[36]는 인간의 건강을 보호하고, 피를 빨아먹는 괴물들로부터 아이들을 지켜 주었다. '선한 여신'인 보나 데아(Bona Dea)[37]는 여성들의 신비로운 여신으로 간주되었다. 보나 데아는 여성의 임신능력을 돌보았다. 데아 살루스(Dea Salus)[38]는 실질적인 건강의 여신으로 간주되었다. 그녀의 임무는 국가의 일반복지를 돌보는 것이었다. 국가복지의 수호여신으로 데아 살루스는 '로마민족의 살루스(Salus populi Romania)'와 '고결한 살루스(Salus Augustata)'라는 별명을 지니고 있었다.

2) 로마를 정복한 그리스 의사들

BC 3세기부터 그리스, 소아시아, 이집트 출신의 의사들이 — 대부분 노예로 — 로마에서 활동하기 시작했다. 히포크라테스의 제자들, 이집트의 외과의와 안과의의 제자들은 술집이나 식당에서 병원을 개업했다. 이들은 받은 보수의 전부 또는 일부를 주인에게 상납해야 했다. 그 중 몇 명의 의사들은 워낙 성공적이어서 곧 몸값을 지불하고 자유로운 신분이 될 수 있었다.

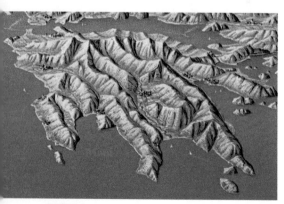

펠로폰네소스

BC 219년 아르카가토스(Archagathos)는 최초의 그리스 의사로 로마에 정착했다. 처음에는 성공을 했지만, 칼과 인두를 마구 다룬 탓에 '악질 인간', '사형집행인'이라는 별명을 얻었다. BC 124년

에 비티니아(Bithynia)[39]에서 태
어 난 아 스 클 레 피 아 데 스
(Asklepiades, BC 124?~BC
40?)[40]는 BC 91년에 로마에 정착
했다. 그는 모든 신체과정이 물
리적 법칙에 따라 기계적으로 진
행된다는 견해를 주장했다. 그에
따르면 가령 마신 액체는 원소로
분해되고, 신장을 거치지 않고
방광에 도달해서 다시 액체로 모
인다. 아스클레피아데스는 물을
만병통치약으로 선호했다.

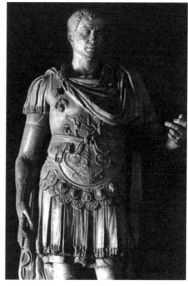

가이우스 율리우스 카이사르

가이우스 플리니우스 세쿤투
스(Gaius Plinius Secundus, 23~79)[41]는 자신의 저서인 〈박물지
Naturalis Historia〉에서 그리스의 돌팔이 의사들을 비난했다. 자연과
학자이기도 한 플리니우스의 선입견은 일차적으로 밥벌이로서의 직업
인 의학을 겨냥했다. 그는 누군가 생명의 유지에서 수익을 얻는 것이 자
신의 비위에 거슬린다고 기록하고 있다. 그런 행동은 로마인의 품위와
양립할 수 없다는 것이다. '수천의 민족들이 의사 없이 살면서도 의학의
혜택을 받고 있다.' 이 문장은 초기 역사시대에서의 의술의 위치를 아주
잘 표현하고 있다. 즉 의사들은 불필요한 존재로 간주되었다. 사람들은
환자를 간호하는 것이 불필요하다고 여겼는데, 운명과 신이 어차피 죽
이려고 정한 사람들은 죽게 내버려두기 때문이라는 것이다.

하지만 그리스 의사들의 융합을 더 이상 멈출 수는 없었다. 가이우스 율리우스 카이사르(Gaius Julius Caesar, BC 100~BC 44)[42]는 이방인 의사들과 의학 선생들에게 시민권을 주었다. 시민계급으로의 승격은 더 많은 의사들을 그리스와 오리엔트로부터 끌어들였을 뿐 아니라, 로마인들도 서서히 존경을 받게 된 직업에 관심을 기울였다. 황제 아우구스투스(Augustus, BC 63~AD 14)[43]는 시민들이 일반적으로 내야 했던 세금을 의사들에게 면제해 주었다. 로마의 황제들은 자신과 가족을 위해 가장 뛰어난 의사들을 불러들였다. 결국 황제시기의 로마에서는 의사계급이 화려한 경력을 쌓을 수 있는 다양한 가능성을 제공하는 존경받는 직종이었다.

❗ 위생

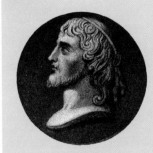

로마인들은 청결과 건강의 관계를 알고 있었고, 목욕, 식수, 요리, 화장실 등에 항상 깨끗한 물을 준비했다. 학자인 마르쿠스 티렌티우스 바로(Marcus Terentius Varro, BC 116~BC 27)[44]는 세균학을 선행했는데, '습지는 눈에 보이지 않는 미세한 생물을 만들어내고, 이 생물들은 입이나 코를 통해 몸속으로 들어와서 중병을 유발하기 때문에' 습지 근처에서 사는 것은 건강에 해롭다고 말했다.

마르쿠스 바로

3) 로마 최초의 의학 저술가

'외과의는 한창나이 때이거나, 어쨌든 그 나이 때에서 너무 벗어나지 않는 남자여야 한다. 손은 유연하고 흔들림이 없어야 하며, 왼손도 오른

손처럼 능숙해야 한다. 눈은 예리하고, 심성은 차분해야 한다. 환자가 치료되길 바랄 정도로만 동정심을 가지고 있어야 한다. 반면에 환자의 비명에 동요되어서는 안 되며, 상황이 요구하는 것 이상으로 서두르거나, 필요 이하로 수술을 적게 해서도 안 된다. 오히려 환자의 신음이 아무런 느낌도 줄 수 없다는 듯이 행동해야 한다.'

로마의 황제시기에 첫 번째로 중요한 의학저술가는 이런 식으로 이상적인 외과의를 묘사했다. 아우룰루스 코르넬리우스 켈수스(Aulus Cornelius Celsus, BC 30?~AD 45?)[45]는 방대한 〈백과전서〉에서 농업, 군사, 수사학, 철학, 법학 그리고 마지막으로 의학도 다루었다.

여덟 권으로 이루어진 저서인 〈의학에 관하여 De Medicina〉에서 켈수스는 고대 의사활동의 거의 모든 분야를 다루었는데, 해부학, 약리학, 내과, 피부병학, 안과, 이비인후과, 산파술 등이 총망라되었다. 이론과 실제에 관한 켈수스의 인식은 전반적으로 그리스 의사인 히포크라테스의 사고에 근거를 두고 있다. 이외에도 켈수스는 환자를 치료하기 위해 4체액론과 일치하게 적용된 방식들을 기술했는데, 사혈, 울혈요법, 하제, 구토제 등이다.

4) 갈레노스

이 시기의 가장 중요한 의사는 클라우디오스 갈레노스(Claudios Galenos, 129~199)[46]인데, 역시 그리스인이다. 고대 의학사에서 황제 코모두스(Lucius Aelius Aurelius Commodus, 161~192)[47]의 주치의였던 갈레노스의 중요성과 관련하여서는 히포크라테스 다음으로 두 번째 자리가 부여된다. 중세 전체를 통해 논쟁의 여지가 없는 의학의 권위자

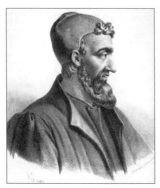

갈레노스

였기 때문에 갈레노스의 중요한 학설은 보다 정확한 평가를 받을 만하다. 갈레노스는 염증의 전형적인 증세 네 가지(붉어짐, 열, 부어오름, 통증)를 기술했고, 전염병과 약리학에 관한 지식에 중요한 기여를 했다. 하지만 인간에 관한 해부학적 지식은 불완전했는데 원숭이 해부에 의존했기 때문이다.

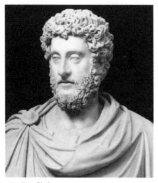

코모두스 황제

게다가 갈레노스의 학설 중에는 의학의 발전을 저해하기에 적절했던 것들도 있다. 그래서 예를 들어 혈액에는 프뉴마(Pneuma)[48]가 들어 있고, 이것이 혈액의 붉은색도 부여한다고 주장했다. 뿐만 아니라 혈액이 심실 사이의 투과성 벽을 통해 흐른다고 생각했다.

갈레노스의 중요한 연구는 근육의 형태와 기능 및 척수 각 부위의 기능을 다루고 있다. 갈레노스는 진단과 예후(豫後)[49] 영역에서도 뛰어난 업적을 이룩했다. 그의 저서가 갖는 중요성은 아무리 높이 평가해도 지나치지 않는데, 그의 저서를 통해 그리스 의학의 인식이 아랍인들을 통해 서양에 전파되었기 때문이다.

갈레노스는 의학, 철학, 윤리학에 관해 약 500여 개의 논문을 남겼다. 그의 의학 논문은 9세기에 아랍 학자들에 의해 전부 번역되었고, 그 후 현대 자연과학의 기초를 이루었다. 원료, 작용물질, 보조재료 등으로 생산되는 의약품 제조물(갈레니카, Galenica)과 의약품의 조형 및 기술적 검사(갈레닉, Galenic)는 갈레노스의 이름에서 따온 것이다.

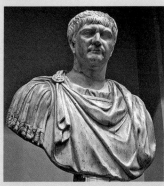
5) 약물에 관하여

킬리키아(Kilikia)[53] 출신의 그리스 의사인 디오스코리데스(Pedanius Dioskorides, BC 100년 무렵)[54]가 쓴 작품은 갈레노스의 저서와 더불어 약리학에 관한 가장 유명한 작품이라 할 수 있다. 그는 1세기에 로마에서 군의(軍醫)로 활동했다. 다섯 권으로 이루어진 자신의 주저인 〈약물에 관하여 De materia medica〉에서 디오스코리데스는 800여 개의 식물성 의약품과 각각 100여 개의 동물성 및 광물성 의약품들의 제조, 저

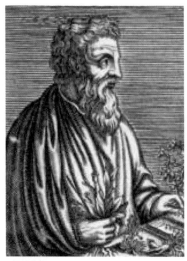

디오코리데스

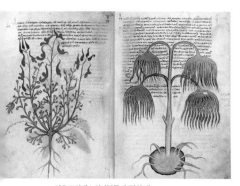

디오코리데스의 〈약물에 관하여〉

장, 치료상의 견해 등에 관해 상세한 정보를 제공하고 있다. 디오스코리데스의 약리학은 중세와 르네상스(Renaissance)[55]를 넘어서 기본서적으로 사용되었다. 그는 페퍼민트(Peppermint)[56]의 치료효과에 대해 다음과 같이 상세하게 기술하고 있다.

'페퍼민트는 온기를 주고, 지혈을 하며, 건조시키는 능력이 있는 것으로 잘 알려진 식물로, 식초를 탄 즙을 마시면 객혈을 멈추게 한다. 그 외에도 원형 기생충들을 죽이고, 사랑의 향락을 자극하며, 두어 줄기를 삼키면 구토증과 콜레라를 진정시킨다.'

註 ———————————————————————————————————————

1) 유럽 문학 최고 최대의 서사시인 〈일리아스〉와 〈오디세이아〉의 작자. 두 서사시는 고대 그리스의 국민적 서사시로 그 후의 문학, 교육, 사고에 큰 영향을 끼쳤다.

2) 올림포스 12신 중 하나로, 제우스와 레토의 아들이며, 광명, 의술, 예언, 가축의 신이다.

3) 호메로스의 작품으로 전하는 그리스 최대 최고의 서사시로 15,693행, 24권이며 각 권마다 그리스 문자의 24 알파벳순으로 이름이 붙어 있다. 일리아스는 트로이의 별명 일리오스(Ilios)에서 유래한 것이며, '일리오스 이야기' 라는 뜻으로, 10년간에 걸친 그리스군의 트로이 공격 중 마지막 해에 일어난 사건들을 노래한 것이다. BC 900년경의 작품으로 추정되며, 유럽 서사시의 모범으로서 라틴 문학을 거쳐 유럽 문학에 큰 영향을 끼쳤다.

4) 그리스 신화에 나오는 티탄 족의 영웅. 인간에게 불을 훔쳐다 주어 인간에게는 문화를 준 은인이 되었으나, 그로 인하여 제우스의 노여움을 사 코카서스의 바위에 묶여 독수리에게 간을 쪼이는 고통을 받았다고 한다.

5) 그리스 신화에 나오는 최고의 신으로 티탄이라고 불리는 거인신족(巨人神族) 중의 하나인 크로노스와 그의 아내 레아의 아들이다. 포세이돈, 하데스, 헤스티아, 데메테르, 헤라 등의 동생으로, 6형제의 막내에 해당하며, 누나인 헤라를 아내로 삼고 있다. 제우스는 올림포스 산의 신들 위에 군림했고, 그 권위는 다른 신들의 권위를 모두 합친 것보다도 위대했다.

6) 그리스 신화에 나오는 불과 대장간의 신. 올림포스 십이신의 하나로, 신들의 무기와 장구(裝具)를 만들었다. 주신(主神) 제우스와 그의 아내 헤라와의 사이에 태어났다고 하고, 제우스와 관계없이 헤라 혼자서 낳았다는 설도 있다.

7) 그리스 신화에 나오는 인류 최초의 여성. 판도라는 '모든 선물을 받은 여인' 이라는 뜻으로, 제우스가 여러 신들에게 자신의 가장 고귀한 것을 선물하게 한 데서 유래한다. '판도라의 상자' 는 인류의 불행과 희망의 시작을 나타내는 상징으로 유명하다.

8) 그리스 중북부에 있는 지방으로 올림포스 산, 오사 산, 핀두스 산맥 등과 에게 해로 둘러싸여 있다.

9) 그리스 신화에 나오는 오르코메노스의 왕 플레기아스의 딸로 '까마귀' 라는 뜻이다. 절세의 미인으로 아폴론의 사랑을 받았으나 비극적인 죽음을 맞았다.

10) 그리스 신화에 나오는 반인반마(半人半馬)의 켄타우로스 가운데 하나로 키론(Chiron)이라고도 한다. 크로노스가 아내 레아의 눈을 속이기 위해 말로 변장해서 오케아노스의 딸 필리라와 낳은 아들이라는 설이 있다. 머리부터 허리까지는 인간이고 나머지 부분은 말의 형상인 켄타우로스 일족은 야만에 가까운 난폭한 성질을 가졌으나, 케이론은 선량하고 정의를 존중하는 온화한 성격이었다고 한다. 의술, 예언, 음악, 사냥 등에 뛰어나 헤라클레스와 아스클레피오스, 이아손, 디오스쿠로이, 아킬레스, 악타이온 등 그리스 신화에 등장하는 많은 영웅들이 그의 가르침을 받았다.

11) 그리스 테살리아 지방에 있는 도시로 아스클레피오스 숭배의 근원지로 알려져 있다.

12) 그리스 펠로폰네소스 반도 아르골리스 북동 해안의 고대도시로 시역 남서 9km의 계곡에 의신 아스클레피오스의 성소(聖所)가 있기 때문에 '성스런 마을' 로 불리었다.

13) 터키 남서부 해안 부근에 있는 그리스령(領) 섬으로 그리스 시대에는 문예활동의 중심지였으며 '의학의 아버지'라 일컫는 히포크라테스의 출생지이다.

14) 고대 그리스 3대 비극시인의 한 사람으로 정치가로서도 탁월한 식견을 지니고 국가에 공헌하였다. 123 편의 작품을 씀으로써 비극 경연대회에서 18회나 우승하였고, 대표작은 〈아이아스〉, 〈안티고네〉 등이 있다.

15) 그리스 최초의 철학자, 7현인(七賢人)의 제1인자이며 밀레토스 학파의 시조로 소아시아의 그리스 식민지 밀레토스 출생이다. 만물의 근원을 추구한 철학의 창시자이며 그 근원은 '물'이라고 하여 물을 생명에 필요한 불가결한 것으로 보았다. 변화하는 만물에 일관하는 본질적인 것을 문제 삼은 데 그의 공적이 있다.

16) 고대 그리스 밀레토스 학파의 철학자로 아낙시만드로스의 제자이며 만물의 생성·해소의 근원을 공기라고 생각하였다. 일원적으로 양적 변화에 따라 세계를 설명한 그의 학설은 아낙시고라스와 원자론자 및 자연학자 등에게 많은 영향을 주었다.

17) 에페소스 왕가 출신인 그리스의 철학자로 '만물은 유전한다'고 말했다. 우주에는 서로 상반하는 것의 다툼이 있고, 만물은 이와 같은 다툼에서 생겨난다는 것이다.

18) 에게 해의 사모스 섬에서 출생한 그리스의 종교가, 철학자, 수학자. 만물의 근원을 '수(數)'로 보았으며, 수학에 기여한 공적이 매우 커 플라톤, 유클리드를 거쳐 근대에까지 영향을 미쳤다.

19) 크로톤에서 출생한 그리스의 의사이자 자연철학자로 감각 신경을 발견하여 정신활동의 중추가 뇌에 있다는 것을 확인하였다.

20) 시칠리아 섬 출생의 고대 그리스의 철학자로 만물의 근본은 흙, 공기, 물, 불로 구성되었다고 말했다. 이 불생불멸불변(不生不滅不變)의 4원소가 사랑과 투쟁의 힘에 의해 결합, 분리되고 만물이 생멸한다. 자신을 신격화하기 위해 에트나 화구(火口)에 투신하였다는 유명한 전설이 있다.

21) 체액론에 따르면 인체는 불, 물, 공기, 흙이라는 4원소로 되어 있고, 인간의 생활은 그에 상응하는 혈액·점액·황담즙(黃膽汁)·흑담즙(黑膽汁)의 네 가지에 의해 이루어진다. 이들 네 가지 액(液)의 조화가 보전되어 있을 때를 '에우크라지에(eukrasie)'라고 불렀고, 반대로 그 조화가 깨졌을 경우를 '디스크라지에(dyskrasie)'라 하여, 이때에 병이 생긴다고 하였다.

22) 이집트 북부 알렉산드리아 주의 주도(州都)로 이집트어로는 알이스칸다리야라고 부른다. 지중해에 위치한 항구도시이며, 카이로 다음가는 대도시이다.

23) 그리스 신화에 나오는 치료의 여신으로 그리스어로 '모든 것을 치료한다.'는 뜻이다. 의술의 신 아스클레피오스와 에피오네 사이에서 태어났다고도 한다.

24) 그리스 남동쪽 에게 해 북동부에 있는 섬으로 주도는 미틸레네이다. BC 7세기~BC 6세기에 걸쳐 에게 문명의 한 중심지로서 번성하였다. BC 6세기에 활약한 이 섬 출생의 여류시인 사포가 남편과 사별한 후 소녀들을 이 섬에 모아 예술 활동을 한 데서 '동성애의 여성'을 뜻하는 레즈비언(lesbian)이라는 말이 생기기도 하였다.

25) 그리스의 철학자이자 과학자로 플라톤과 아리스토텔레스에게서 배웠으며, 아리스토텔레스가 개설한

리케이온 학원의 후계자가 되었다. 식물학의 창시자이기도 하다.

26) 1세기경 이탈리아 로마제국의 그리스인 식물학자로 아나자르부스(터키의 아다나 부근)에서 출생했다. 군의(軍醫)로서 처음에는 네로 황제, 뒤에는 베스파시아누스 황제를 섬기고 각지를 여행하여 약초, 기타 식물의 지식을 얻어 관찰 · 기록하였다.

27) 스타게이로스에서 출생한 고대 그리스의 철학자로 플라톤의 제자이다. 17세 때 아테네에 진출, 플라톤의 학원(아카데미아)에 들어가, 스승이 죽을 때까지 그곳에 머물렀다. 그 후 여러 곳에서 연구와 교수를 거쳐(이 동안에 알렉산드로스 대왕도 교육), BC 335년에 다시 아테네로 돌아와, 리케이온에서 직접 학원을 열었다. 플라톤이 초감각적인 이데아의 세계를 존중한 것에 대해, 아리스토텔레스는 인간에게 가까운, 감각되는 자연물을 존중하고 이를 지배하는 원인들의 인식을 구하는 현실주의 입장을 취하였다.

28) 바티니아 칼케돈(지금의 터키 이스탄불) 출생의 그리스 의학자로 주로 알렉산드리아에서 활약하였고, 해부학 분야에서 이름을 떨쳤다. 최초로 여러 사람 앞에서 인체를 해부했으며, 주요 업적은 신경계에 관한 것으로 특히 뇌를 그 중추로 간주하여 인간의 지성이 자리하는 곳이라고 하였다. 뇌 후부의 4개의 대동맥이 합류하는 부분을 오늘날에도 '헤로필로스의 포도 짜는 그릇' 이라 부른다.

29) 그리스의 의학자이자 해부학자로 크니도스 의학을 알렉산드리아에 전달하고 그곳에 해부학교를 세웠다. 해부학, 생리학에 조예가 깊어 대뇌와 소뇌의 차이를 알았으며, 동맥과 정맥의 근원을 심장이라고 생각하였고, 카테테르(Katheter, 導尿管)도 발명했다.

30) 미트라다테스 대왕으로 알려져 있는 아나톨리아 북부 폰투스(Pontus) 왕국의 왕이다. 로마 공화정 말기 세 명의 유명한 로마 장군들(술라, 루쿨루스, 폼페이우스)과 차례로 대적한 것으로 유명하다.

31) 시칠리아는 메시나 해협을 사이에 두고 칼라브리아 반도에 인접해 있는 지중해에서 가장 큰 섬으로 이탈리아의 자치주이다.

32) 페니키아는 오늘날의 시리아와 레바논 해안지대, 즉 지중해 동안을 일컫는 고대 지명이다. 하나의 정치 단위로 통일된 적은 없으나 시기마다 세력이 강력한 주요 도시를 중심으로 한 도시연맹의 형태를 취했으며, 거주민은 주로 해상무역에 종사했다.

33) 에트루리아인이 거주하여 나라를 세운 고대 이탈리아의 지명으로 지금의 이탈리아 토스카나 주에 해당하는데, 로마인은 이 지방 사람들을 투스키(Tusci)라 불렀고, 그들이 살던 지방을 투스키아라 불렀기 때문에 오늘날 토스카나라는 지명이 생겼다.

34) 고대 로마의 정치가이자 장군이며 문인이다. 재무관, 법무관을 거쳐 콘술이 되어 에스파냐를 통치하였고, 켄소르 등으로 정계에서 활약하였다. 라틴 산문학의 시조인 로마 최고의 역사서 〈기원론〉을 남겼다.

35) 미나리아재비과의 여러해살이풀로 유럽이 원산지이고 분재 · 화단 · 절화용으로 재배한다. 원산지의 따뜻한 곳에서는 겨울에 꽃이 피고 꽃줄기에 1~2개씩 달리며, 뿌리에 들어 있는 사포닌은 강심제, 이뇨제로 사용한다.

36) 로마 종교에서 나오는 많은 '소 여신' 들 중 하나로, 심장과 그 밖의 장기들의 여신이며 건강의 보호신이다. 카르나리아라 불리는 카르나의 축제는 6월 1일에 열렸으며 돼지비계로 요리한 콩이 제물로 바쳐졌다.

37) 로마 신화에서 다산과 순결을 관장하는 여신으로서 특히 고대 로마의 결혼한 여성으로부터 숭배를 받았다. 보나 데아의 신전은 로마의 아벤티누스 언덕에 있었지만, 이 여신을 모시는 일에는 여성들만 관여하였다. 12월 4일에 열린 제례에도 여성들만 참석하였으며, 제물로 바치는 동물도 수컷은 사용하지 않았다.

38) 로마 신화에 나오는 건강과 안전의 여신이다. 살루스는 라틴어로 '구원'이라는 뜻이며, 여기서 파생되어 건강과 안전을 뜻하게 되었다. 고대 로마뿐 아니라 이탈리아 전역에서 숭배되었으며, 해마다 8월 5일에 제사를 지냈다.

39) 소아시아 북서부 지역의 옛 이름으로 마르마라 해와 보스포루스 해협, 흑해와 면해 있어 동서양을 연결해 주는 중요한 지점이다.

40) 그리스의 의사로 질병을 급성과 만성으로 구별하고, 긴장과 경련을 분리하였으며, 기관 절개술의 창시자로 알려져 있다. BC 91년 아테네에서 로마로 옮기면서 그리스 의학을 로마에 전하였다.

41) 고대 로마의 정치가, 군인, 학자로 대(大) 플리니우스로 불린다. 나폴리 만(灣)의 해군제독으로 재임 중 79년 베수비오 화산 대폭발 때 현지에서 죽었다. 그의 저서 〈박물지〉는 전 37권으로 이루어졌는데, 티투스 황제에게 바친 대백과전서로 100명의 정선된 저술가를 동원하여 2만 항목을 수록한 당시의 예술, 과학, 문명에 관한 정보의 보고이다.

42) 로마에서 태어난 로마 공화정 말기의 정치가이자 장군으로 영어로는 시저라고 읽는다. 서양사상 가장 큰 영향을 남긴 사람 중 한 명이다. 폼페이우스, 크라수스와 함께 3두 동맹을 맺고 콘술이 되어 민중의 큰 인기를 얻었으며, 1인 지배자가 되어 각종 사회정책, 역서의 개정(율리우스력) 등 개혁사업을 추진하였으나 브루투스 등에게 암살되었다.

43) 고대 로마의 초대 황제로 본명은 가이우스 옥타비아누스이며, 서민 출신이나 그의 어머니가 카이사르의 질녀로 아버지가 죽은 후 카이사르의 보호를 받았다. BC 44년 카이사르가 암살된 후에 그의 유언장에 양자 및 후계자로 지명되어 있음을 알고, 가이우스 율리우스 카이사르 옥타비아누스로 개명하였다. 내정의 충실을 기함으로써 41년간의 통치기간 중에 로마의 평화시대가 시작되었으며, 베르길리우스, 호라티우스, 리비우스 등이 활약하는 라틴문학의 황금시대를 탄생시켰다.

44) 고대 로마의 백과전서가. 카이사르 때 로마 최초의 공공도서관장으로 임명되었다. 저서는 시(詩)를 삽입한 도덕적 수필집 150권을 비롯하여 라틴어, 문학사, 수사학, 역사, 지리, 법률, 종교, 음악, 수학, 건축, 농업, 의학 등 모든 분야의 연구를 합쳐서 500권에 이르렀다고 한다. 그러나 현존하는 것은 〈라틴어론〉의 일부와 〈농업〉뿐이다.

45) 이탈리아 로마제국의 의학저술가로 〈백과전서〉(25~33)를 저술하였는데, 그 중 〈의학에 관하여〉만이 남아 있다. 직장에 손가락을 넣어서 방광결석을 파괴하는 방법은 지금도 켈수스 수술이라 불린다. '의술은 예측술이어서 때로는 빗나간다.' 등의 격언을 남겼다.

46) 소아시아의 페르가몬에서 출생한 고대 로마 시대의 의사이자 해부학자로 그리스 의학의 성과를 집대성해 방대한 의학체계를 만들었고 실험생리학을 확립하여 중세, 르네상스 시대 유럽의 의학 이론, 실제에 절대적 영향을 끼쳤다. 4가지 체액이 균형을 이루어야 한다고 믿었고 목적론적 의학 사상을 가졌다.

47) 마르쿠스 아우렐리우스 황제의 아들로 로마 제정(帝政) 때 5현제(賢帝)의 전성기 다음에 즉위한 황제(재위 180~192)이다. 이 시기에는 잦은 이민족의 침략과 재정적 문란, 화폐의 악질화, 물가 등귀 등으로 로마 제국이 쇠퇴하였다. 192년 황제답지 못한 그의 태도를 혐오하는 사람에 의해 암살당하였다.

48) 영, 정신이라는 뜻으로 생기의 원리이다.

49) 의사가 환자를 진찰한 다음 미리 그 병세를 전망하는 것.

50) 그리스 의사로 출신지인 에페소스와 알렉산드리아에서 의학을 공부하였다. 진단법을 확립하였으며, 당시에 이미 시진(視診), 촉진, 청진의 3법을 구분하였다. 급성 및 만성 질병론과 부인과 의학의 저술이 있다.

51) 바이티카 이탈리카 출생의 로마 황제(재위 98~117)로 오현제(五賢帝) 중 제2대 황제이다. 원로원과의 협조 자세를 유지하고, 빈민 자녀의 부양정책, 이탈리아의 도시와 농촌 회복시책을 추진하였다. 다키아, 나바타이 왕국, 아시리아 등을 속주로 만들었고 로마제국 최대의 판도를 과시하였다.

52) 소아시아의 에페소스 출생인 의사이자 의학 저술가로 다양한 의학 분야에 관해 다수의 논문을 집필했으나 일부는 분실되었다. 지금까지 보존된 작품으로는 신체부위, 비뇨기과, 관절 질환, 맥박학, 병력 등에 관한 저서들이 있다. 소라누스와 더불어 그 당시 가장 중요했던 의사 중 한 사람으로 꼽힌다.

53) 소아시아의 남동쪽 해안, 키프로스 북쪽의 해안지역을 말하는 고대의 지명으로 현재는 터키의 영토이다.

54) 아나자르부스(터키의 아다나 부근)에서 출생한 의사이자 식물학자로 저서인 〈약물에 대하여〉는 16세기까지 약초학의 권위서였다. 또한 진사(辰砂, 수은과 황의 화합물)에서 수은을 분리하고, 아세트산염을 만드는 금속성 약제의 제법과 응용의 기술(記述)이 특기할 만하다.

55) 중세와 근대 사이(14~16세기)에 서유럽 문명사에 나타난 역사 시기와 그 시대에 일어난 문화운동으로 르네상스는 학문 또는 예술의 재생, 부활이라는 의미를 가지고 있다.

56) 쌍떡잎식물 꿀풀과의 여러해살이풀로 원산지는 유럽이며, 높이는 90㎝ 정도이고 꽃은 보라색으로 6~7월에 핀다. 정유는 잎에 많이 함유되어 있고, 정유의 주요 성분인 멘톨은 피부와 점막을 시원하게 해주고, 항균과 통증 완화에 효과적이다.

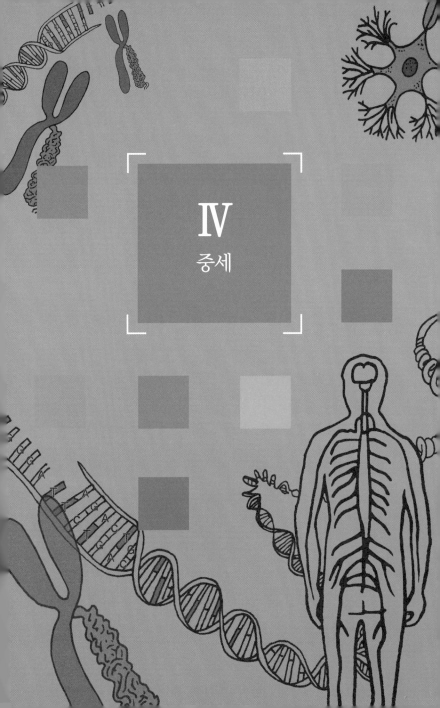

IV

중세

중세의 삶에서는 두려움을 빼놓을 수 없다. 지옥과 연옥이라는 상상과 악마와 악령이라는 이미지에서 두려움이 주는 숨 막히는 압박감을 느낄 수 있다. 중세인의 죄의식은 전쟁과 전염병의 공포를 피할 수 없는 재앙으로 미리 예상하게 만든다. 페스트(Pest)[1] 같은 불치의 병에 걸린다는 것은

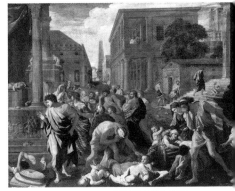

페스트로 죽어간 사람들

그 시대에 가장 고통스럽고 두려운 상상이었으며, 그런 위험을 상대로 속수무책이라는 느낌이 들자 두려움은 더 심화되었다. 그럼에도 인간은 의학적 근거가 있는 예방조치를 종교적·마법적 방식과 접목시키려 함으로써 사실상 자신을 보호하기 위해 최선을 다했다.

1. 수도원 의학

수도원에서 현대 의학의 기초를 마련했다. 수백 년간 인간을 의학적으로 돌보는 일을 떠맡은 것은 이들이 유일한데, 바로 수도사와 수녀들이었다. 이들은 고대의 의술을 공부하며 독자적인 연구를 통해 자신들의 지식을 심화시켰다. 수도사와 수녀들의 의학은 8세기에서 13세기 사이에 발전했다. 이 시기에 유럽에서는 모든 의학적 치료가 수도원에 의해 행해졌다. 수도원 의학은 약초, 약용식물, 영양학에 관한 이론을 전

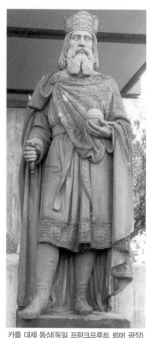

카를 대제 동상(독일 프랑크프루트 뢰머 광장)

체관적 의학[2]과 연결시켰다. 전체관적 의학은 대부분 의사인 갈레노스의 체액 병리학설에 근거한다. 중세 전성기에는 수도원에서 다수의 중요한 저서들이 탄생했는데, 그 후에는 수도원과 무관한 저서들도 등장했다. 이런 의학 서적들은 4체액론을 발전시키거나 변화시켰고, 아랍의 영향이나 기존의 민간의학을 재수용하기도 했다.

이탈리아의 베네딕트(Benedict) 교단[3]이 알프스 산맥을 넘어 확산되면서 수도원 의학의 지식은 독일에도 도달했다. 카를 대제(Karl der Grosse, 742~814)[4]는 수도원의 정원이 지닌 의미를 알고 있었고, 수도원과 도시에 식용식물용 정원을

설치해야 한다는 것을 법제화시켰다. 국유지의 농장에 관한 법령[5]에서 카를 대제는 과일, 약초, 향료식물 등을 재배할 때 사용해야 하는 종류들에 관해 상세한 지시를 내렸다. 카를 대제의 개혁을 통해 수도원은 병든 사람들을 의학적으로 돌보는 데 필요한 요건을 조성했다.

많은 수도원에 약초 정원들이 생겨났는데, 예를 들어 라인(Rhein)[6] 강가의 빙엔(Bingen)[7]에 있는 성 루페르투스 수도원(St. Rupertus Kloster)의 유명한 약초 정원에서는 베네딕트파 수도사들이 빙엔의 힐데가르트(Hildegard von Bingen, 1098~1179)[8]의 원칙에 따라 식물을

재배하고 연구했다. 빙엔의 힐데가르트는 수도원 의학에 새로운 식물들을 도입했다. 그녀는 의술서적 외에도 두 개의 유명한 작품을 집필했는데 〈자연학 *Physica*〉[9]과 〈원인과 치료 *Causae et curae*〉[10]이다. 당시 그녀의 사고는 전체적이었고, 인간을 전체로 파악했다. 인간, 동물, 식물은 하나의 창조에서 유래하며, 따라서 그에 상응하게 대해야 한다는 것이다.

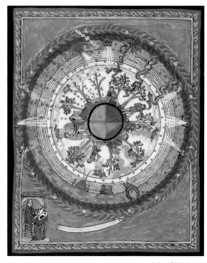

빙엔의 힐데가르트

❗ 수도원 의학

독일어권 영역에서 지금도 보존되고 있는 가장 오래된 수도원 의학 작품은 〈로르슈의 약전 *Das Lorscher Arzneibuch*〉으로 의학에 관한 내용을 담은 필사본이며, 8세기 말, 즉 카를 대제 시기에 로르슈 수도원[11]에서 작성되었다.

이 책은 간단한 것부터 복합적인 것까지 다양한 종류의 처방을 모아놓았다. 그 중에는 오리엔트에서 전해진 마약도 있다. 책의 서문은 의술로 신의 구원계획을 침해하는 것을 거부하는 기독교인들의 공격에 대해 의술의 정당성을 변호하고 있다. 저자는 성령이 부여한 지식과 신이 창조한 수단을 이용해 환자를 도울 권리와 의무를 성경 텍스트에서 추론하고 있다.

2. 아비세나(Avicenna)

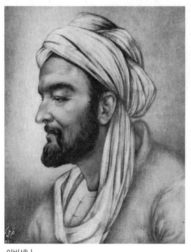

아비세나

아랍권에서는 아부 알리 이븐 시나(Abu Ali Ibn Sina, 980~1037)[12]가 의학영역에서 탁월한 업적을 이룩했다. 그의 저서인 〈의학정전 醫學正典〉은 당시의 모든 의학 및 의술지식을 포괄하고 있다. 이따금 존경의 표시로 '의사들의 영주'라 불리기도 하는 아비세나와 더불어 오리엔트 의학은 절정에 도달했다. 만능학자이자 의사 철학자인 아비세나는 유럽에서도 현대의학이 시작되기까지 거의 700년간 누구나 인정하는 권위자로 간주되었다.

1030년에 탄생한 그의 주저는 기독교-라틴적인 서양의 수도원 의학을 과학적인 방식으로 대체시켰다. 이 작품은 과학적 의술의 기초가 되었으며, 유럽의 모든 주요한 대학에서 히포크라테스 및 갈레노스의 저서와 나란히 동등한 위치를 차지하고 있다.

이 작품은 다섯 권의 책으로 구성되어 있으며, 그 시기의 모든 의학을 체계적으로 분류해서 학식에 걸맞게 다루고 있다. 해부학, 생리학, 병리학, 내과, 외과, 조산법, 열학, 약리학 등이다.

중세 전성기에 살레르노(Salerno)[13]에 의사 학교가 설립되었는데, 유럽에서 최초로 세워진 의과대학 중 하나이다. 출신이 다른 의사 네 명이 학교를 세웠다고 하는데, 이들은 그리스인, 사라센(Saracen)인[14], 로마인, 유대인이었다. 이들은 저마다 모국어로 강의를 했다. 이 학교의 수업은 비종교적인 면이 강했으며, 특히 건강한 영양섭취와 위생을 중요시했다. 12세기에서 15세기 사이에는 스페인의 톨레도(Toledo)[15], 남프랑스의 몽펠리에(Montpellier)[16], 북이탈리아의 파도바(Padova)[17]에 중요한 의학 학교가 설립되었다. 13세기에는 시험에 합격한 후 의사의 면허제도가 실시되었다. 그 외에도 위생개선을 위한 조치들이 행해졌다.

3. 의사와 구급의사

중세에 병이 나면 도시에서는 '현명한 여인(wise woman)'[18] 외에도 의사와 목욕사[19]의 도움을 받을 수 있었다. 의사, 즉 메디쿠스(Medicus)는 전공 때문에 존경받는 인물이었다. 하지만 중세 초기와 전성기에는 귀족들과 부유한 상인들만 비용이 많이 드는 의사의 서비스를 누릴 수 있었다. 나머지 주민들은 목욕사나 구급의사[20]에게 도움을 청해야만 했다. 이런 상황은 중세 말기에 바뀌었다. 이제 평의회가 여러 도시에 의사들을 고용했고, 이들은 모든 환자를 돌볼 의무가 있었다. 도시의 의사법은 의사에게 다음과 같은 의무를 부여했다. 보수를 적게 받을 것, 가난한 사람들을 무료로 치료할 것, 의약품 제조를 약사에게 맡길 것, 환자가 직접 의사에게 올 수 없을 경우 집으로 환자를 방문할 것, 평의회의 허가 없이 여행을 하지 말 것, 밤새도록 도시 밖에서 머물지 말 것, 이례적인 질병은 즉시 보고할 것, 충분한 양의 의약품이 있는지 1년에 한두 번씩 약국을 점검할 것 등이었다.

존경받는 신분에도 불구하고 의사에 대한 주민들의 생각은 호의적인 것과는 거리가 멀었다. 실제로 의사로 인해 사망이 발생하는 경우가 자주 있었다. 왜냐하면 의사들에게는 마지막 한 방울의 피까지 환자의 몸에서 빠져나갈 때까지 환자에게 사혈(死血)을 시키는 것 외에는 떠오르는 것이 없었기 때문이다. 게다가 상처는 기름과 지방으로 치료를 했다. 이때 기름을 끓여서 가능한 한 뜨거운 상태로 상처에 부었는데, 그렇게 하면 화농과 '나쁜' 체액이 제거된다고 믿었다. 하지만 바로 그런 경우에 환자가 심한 화농으로 고통을 받는 경우가 더 많았다. 하지만 다른 의사들도 있었는데, 이들은 모든 형태의 공기 감염을 막기 위해 상처를 와인으로 소독한 후 붕대를 감았다.

1) 마취

중한 수술 시 환자의 마취가 제일 큰 문제였다. 오랜 시간이 지나도록 통증을 완화시키는 방법은 다량의 음주뿐이었다. 환자 본인은 손발이 팽팽한 끈으로 의자에 묶였다. 환자가 수술과정을 지켜볼 수 없도록 환자의 눈은 두건으로 가려졌다. 십자군전쟁[21] 동안 새로운 마취방식이 오리엔트에서 서양으로 전해졌다. 이제 수술 전에 아편, 사리풀[22], 맨드레이크(Mandrake)[23] 뿌리, 양귀비[24] 같

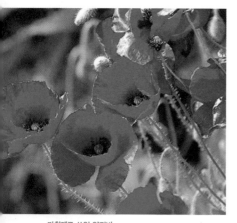

마취제로 쓰인 양귀비

은 특정한 진액에 적신 해면을 환자의 입과 코에 놓았다. 수술도구로는 절단에 필요한 다양한 크기의 톱, 상처 가장자리를 지탱하는 갈고리, 집게, 가위, 천공기 등이 있었다. 상처의 봉합에는 심[25], 머리칼, 동물의 근육 등이 사용되었다.

2) 현명한 여인들과 약초를 채집하는 여인들

의사나 목욕사의 도움을 받을 수 없거나, 그들의 능력이 의심스러운 경우에는 '현명한 여인들'에게서 조언을 구했다. 중세 말기에는 약초를 모으고 판매하는 여인들이 사랑의 묘약, 창상연고, 하제 등을 만들어서 약국에 공급하거나 직접 치료를 했다. 그 때문에 이들은 근세에 이르기까지 마녀로 박해를 받았다. 약초를 달인 물은 마시거나 바르는 데 이용되었다. 특정한 영약

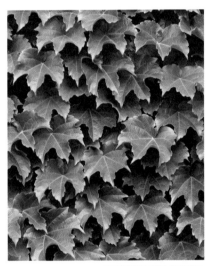

중요한 약초로 쓰였던 담쟁이덩굴

의 증기는 흡입하거나 집안에 향을 피우는 데 사용되었다.

두뇌질환에는 쑥, 아카시아, 아그리모니(Agrimony)[26], 뚜껑별꽃 (Anagallis)[27]이, 이통(耳痛)에는 투구꽃, 태생초(Birthwort)[28], 마조람 (Marjoram)[29], 타임(Thyme)[30] 등이 효험이 있었다고 한다. 혀가 아플 때

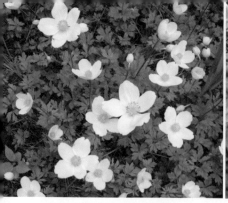
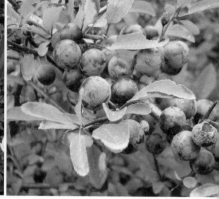

눈병에 사용한 아네모네(좌)와 블랙손(우)

는 수영(Sorrel)[31], 쌍잎난초[32], 범꼬리[33], 유럽담쟁이덩굴[34]이, 눈병에는 블랙손(Blackthorn)[35], 데이지(Daisy)[36], 아네모네(Anemone)[37], 끈끈이주걱[38], 장미, 아이브라이트(Eyebright)[39] 등이 사용되었다.

4. 위대한 외과

그 당시 가장 중요한 의사들 중 한 사람은 기 드 숄리아크(Guy de Chauliac, 1300?~1368)[40]였다. 의학공부는 그를 당시에 중요했던 대학들로 인도했는데, 특히 몽펠리에(Montpellier)[41], 파리, 볼로냐(Bologna)[42] 등지였다. 수습연한을 마친 후 숄리아크는 떠돌이 의사로 유럽 전역을 돌아다녔으며, 시간이 지나면서 특히 눈병퇴치 분야에서 유명인사가 되었다. 프랑스와 독일의 귀족들은 그에게 조언을 구했다. 교황 클레멘스 6세(Clemens PP. VI, 1291~1352)[43]의 주치의였던 숄리아크는 〈외과의학 대전 Chirurgia magna〉이라는 뛰어난 교과서를 의학계에 남겼는데, 그 당시의 모든 의학지식을 가장 포괄적으로 요약한

것으로, 방대한 분량을 안과학에 할
애하고 있다. 숄리아크는 다양한 처
방뿐 아니라 정확한 수술기술의 묘
사도 전하고 있다. 또한 고통스러운
외과수술 전에 의식을 흐리게 하는
증기나 잠들게 하는 식물 추출물을
투여하는 것을 지지했다. 수많은 외
과용 도구들도 그로부터 유래하는
데, 특히 귀를 치료할 때 사용하는
검이경(檢耳鏡), 직장의 치루수술에
사용하는 소식자(消息子)[44], 골막 박

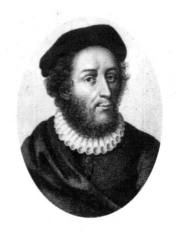

숄리아크

리기(骨膜剝離器, Raspatory) 등이 있다. 그 당시 가장 경험이 풍부한 외
과의사 중 한 사람으로서 숄리아크는 허벅다리 골절 시 견인요법
(extension therapy)[45]을 수술에 도입했고, 가끔은 어려운 기관 절개수
술도 주저하지 않았다.

5. 흑사병

페스트의 확산은 1384년 절정에 달했다. 흑사병으로 인해 유럽은 인
구의 약 4분의 1을 잃었다. 그나마 건강한 사람들은 나병 환자처럼 페스
트 환자들을 가능한 한 신속하게 격리시켜서 감염 위험을 줄이려고 애
를 썼다. 잔혹하다고 할 수 있는 그런 조치의 결과에도 불구하고 페스트

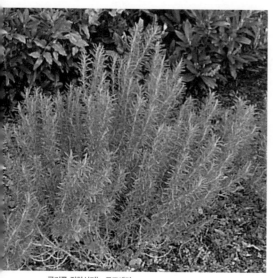
공기를 정화시키는 로즈메리

의 경우에는 효력이 없는 것으로 밝혀졌다. 환자의 집은 추방을 당했다. 환자의 가족이나 환자와 접촉했던 사람들은 전부 환자와 함께 참고 견뎌야 했다. 사람들은 무조건 출입구를 벽으로 막았다. 시 당국은 심부름꾼을 통해 격리된 사람들에게 식량을 공급했다. 사망자는 창문을 통해 바닥에 내려졌고, 까마귀수레라 불리는 손수레로 도시 밖으로 옮겨졌다. 페스트 환자가 사망한 가정은 8~10일 가량 창문과 문을 열어놓고, 모든 공간에 향을 피워야 했다. 의복과 속옷은 불에 태웠다. 전염병 기간 중에는 사람이 모이는 것을 피했고, 축제와 설교도 금지되었다. 신이 재앙을 거두어가길 바라는 기도행렬만 유일하게 허용되었다. 페스트가 창궐한 지역에서 온 여행자는 도시로 들어올 수 없었다. 밀라노(Milano)[46]의 영주이던 베르나보 비스콘티(Bernabò Visconti, 1319~1385)[47]는 1374년 자신의 도시에 실시했던 조치로 '교통차단'을 도입한 최초의 인물이었다. 하지만 그런 조치로도 밀라노에서 그해에 페스트가 발생하는 것을 막을 수는 없었다. 하지만 다음번에 닥친 페스트의 여파는 대부분의 다른 이탈리아 도시들보다 밀라노가 훨씬 덜했다.

도망갈 수 없는 사람들은 끔찍한 전염병을 피하기 위해 온갖 수단을 강구했다. 가장 큰 신뢰를 받았던 방식은 연기를 피우는 것이었다. 페스트에 관한 책자들은 연기가 공기를 정화시키도록, 특히 저녁에 집안에서 불을 피우고, 로즈메리(Rosemary)[48], 용연향(Ambergris)[49], 유향나무[50], 유황 등을 태우라고 충고했다. 페스트 시기 중에는 목욕을 해서는 안 되었다. 거의 모든 질병에서 그렇듯이 사혈이 권장되었다. 구빈원이나 '악취가 풍기는 장소'에서 일하는 사람들은 감염에 절대로 안전하다고 믿는 사람들도 있었다.

중세 전 기간을 통해 사람들은 특히 슬픔과 괴로움이 질병을 유발한다고 믿었다. 페스트 기간 동안 만연했던 경악스런 절망감이 페스트를 방조했다고 생각했던 것이다. 그래서 시 당국은 평소에는 온종일 울렸을 조종을 매번 금지시켰고, 상복을 입거나 슬픔을 널리 알리는 것도 허용하지 않았다.

6. 약국의 처방

약사계급은 다양한 발전단계를 가졌었다. 그 중 하나는 옛날부터 잘 알려진 마약수집자나 마약상인의 상업적·수공업적 활동에서 유래한다. 이들은 매매, 제조, 비축, 향료판매 외에도 의약적으로 효력이 있는 마약, 약초, 뿌리, 나무껍질, 씨앗 등도 팔았다. 그래서 이런 경로를 통해서도 약사나 조제사 계급이 형성되었는데, 이때 의사와 약사는 제휴

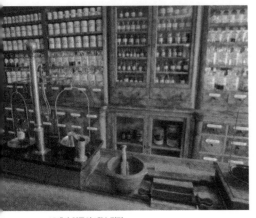
15세기 약국의 내부 전경

를 해서는 안 되었고, 처방은 오로지 의사의 지시에 따라서만 조제되었다. 특히 지중해권에서 맨 먼저 약사계급이 형성된 것을 쉽게 설명할 수 있는데, 오리엔트와의 마약 거래가 전부 베네치아, 제노바(Genova)[51], 마르세유(Marseille)[52] 등을 통해 진행되었기 때문이다.

중세 말기에 약사는 의약품만 판매한 것이 아니다. 비싼 향료, 고급 종이, 외국산 와인, 사치품, 인기 있는 과자 등도 약국에서 살 수 있었다. 그럼에도 약사로 부유해지기는 힘들었다. 왜냐하면 온갖 행상, 돌팔이 의사, 테리아카(Theriaca)[53] 상인, 약초 채집자, 심마니, 잡화상 등과의 경쟁이 치열했기 때문이다.

7. 요양소와 병원

중세 초기에 환자를 돌보는 일 자체는 성직자, 특히 환자 간호에 있어서 의학적 지식과 경험이 있는 수도사들의 손에 달려 있었다. 주된 임무가 자선활동이었던 규모가 큰 수도원에는 대부분 요양소가 딸려 있었다. 환자들이 이곳에서 피난처를 찾을 수 있었지만, 요양소는 허약자,

빈민, 순례자, 여행자들도 받아들였다. 병원의 규약을 보면 친절한 분위기를 조성하려고 애를 썼다는 사실을 알 수 있다. 무엇보다 소화가 잘되는 음식과 깨끗한 담요들이 철저하게 준비되었다. 환자의 침대 옆에는 항상 양털 모피, 슬리퍼, 털로 짠 모자 등이 놓여 있어야 했다. 환자의 간호를 담당하는 수사들은 인내심을 가지고 환자를 대해야 한다는 훈계를 받았다. 환자에게 모든 소원을 들어준다는 원칙이 적용되었지만, 의학적으로 정당화할 수 있기보다는 도덕적 · 종교적 견해와 일치하는 생각이었다. 간호를 담당하는 사람들은 무분별한 것을 요구하지 않도록 환자를 설득할 의무가 있었다.

도시들이 독자적인 병원을 세우고, 의사와 외과 의사를 고용하자, 수도원 병원의 중요성이 줄어들었다. 병원의 설립은 대개 영주나 부유한 시민의 성의에서 우러나온 기부 덕택이었는데, 이들은 병원의 건축과 유지를 돌보았다. 시 의사들은 정확한 규정에 따라 병원에 고용되었다. 시 의사들은 시에서 고정 급료를 받았으며, 빈자와 부자를 동등하게 치료하고, 전염병이 발생할 경우, 도시를 떠나지 않고 성실하게 참고 견딘다는 선서를 해야 했다. 부유한 환자들로부터는 추가로 사례를 받았다. 대학교육 증명이 요구되는 '시 의사' 외에도 실무적인 교육만 받은 시 구급의사도 있었는데, 이들도 봉급을 받았다.

❗ 목욕탕

13세기에는 모든 도시에 목욕탕이 있었고, 큰 마을에도 있었던 것으로 짐작된다. 가난한 사람들은 더운 물로 몸을 씻었고, 부유한 사람들은 깊은 통 같은 목욕탕에 들어가면 목욕사가 양잿물로 몸을 씻겨 주었다. 목욕이 끝나면 대부분 일종의 한증욕이 뒤를 이었다. 뜨거운 돌에 물을 부어서 짙은 수증기가 발생하면 곧 땀을 흘리기 시작하는데, 그러면 목욕사가 다시 몸에 물을 부어 주었다. 식사와 음주, 젊은 여성과 음식은

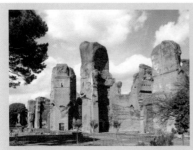
고대 로마의 목욕탕이었던 카라칼라

목욕탕에 차츰 유흥업소 같은 성격을 부여했고, 이미 일찍부터 성직자들은 목욕문화의 폐해를 상대로 격한 투쟁을 벌였었다.

15세기에 비로소 남녀가 분리된 목욕탕이 시작되었다. 그런데 하층민들 사이에서도 몸을 청결히 하는 목욕에 대한 욕구가 얼마나 뚜렷했는지는 작은 수고나 도움의 대가로 목욕비를 제공했던 풍습이 보여 주고 있다.

중세와 그 후의 규정과 서술 등을 보면 중세인들이 16세기나 17세기의 사람들보다 훨씬 더 청결과 신체위생에 신경을 썼다는 인상을 받는다. 나중에 건강에 대한 노력이 사그라진 것은 근본적으로 목욕탕이 점차 폐쇄되었기 때문인 것으로 보인다. 차츰 확산되는 매독, 페스트, 나병과 교회의 입장도 이에 기여를 했다. 또한 병든 사람의 목욕탕 출입을 금지시키는 것이 제대로 이루어지지 않아서 목욕탕이 전염병의 진원지가 되었던 것으로도 여겨진다.

註 ───────────

1) 페스트균의 감염에 의하여 일어나는 급성 전염병으로 14세기 중기 전 유럽에 대유행한 이래 흑사병(黑死病, Black Death)이라고도 한다. 원래는 야생의 설치류(다람쥐·쥐·비버 등)의 돌림병이며 벼룩에 의하여 전염되는데, 사람에 대한 감염원이 되는 것은 보통 감염된 시궁쥐(집쥐)·곰쥐 등이다. 증세가 격심하고 사망률도 높으며, 전염력이 강하기 때문에 법정전염병인 동시에 검역전염병으로 분류되어 있다. 일반적인 증세는 갑자기 오한 전율과 더불어 40℃ 전후의 고열이 나고 현기증, 구토 등이 있으며 의식이 혼탁해진다. 잠복기는 2~5일이고, 순환기계가 강하게 침해를 받는다.

2) 질병을 육체적, 정신적, 감정적, 심령적, 유전적, 환경적, 사회적 요소들이 다양하게 상호작용을 일으켜서 나타나는 현상으로 보고, 사회, 자연, 우주와 조화를 이루는 포괄적이며 전체적인 건강관, 생명관으로 질병을 대하는 의학으로 전인적 의료라고도 부른다.

3) 529년에 이탈리아의 수도사 베네딕트가 창설한 교단으로 청빈, 동정(童貞), 복종을 맹세하고 수행과 노동에 종사한다.

4) 카롤링거 왕조의 제2대 프랑크 국왕(재위 768~814)으로 몇 차례의 원정으로 영토 정복의 업적을 이루고 서유럽의 정치적 통일을 달성했다. 로마 고전문화의 부활을 장려하여 아헨의 궁정을 중심으로 알쿠인, 파울루스 디아코누스 등 성직자들이 활약하여 카롤링거 르네상스를 이룩하였다.

5) 정식 명칭은 〈capitulare de villis et curtis imperialibus〉로 카를 대제의 지시를 받은 베네딕트파 수도원장인 안제시소(Ansegisus)가 812년에 아헨에서 집필한 것으로 추정된다. 이때 안제시소는 그때까지 남아 있던 로마의 농업에 관한 지식을 재수용했다.

6) 중부 유럽 최대의 강으로 본류의 길이 약 1,320km, 유역면적 15만 9,610㎢, 하구 삼각주 부분을 합친 면적 22만 4,400㎢이며, 알프스 산지에서 발원하여 유럽에서 공업이 가장 발달한 지역을 관류하여 북해로 흘러든다. 본류는 스위스, 리히텐슈타인, 오스트리아, 독일, 프랑스, 네덜란드 등의 여러 나라를 거치며, 운하에 의해서 지중해, 흑해, 발트해 등과 연결된다. 그 중 독일을 흐르는 부분이 가장 길어 독일의 상징이라고 한다.

7) 독일의 라인란트팔츠 주에 있는 도시.

8) 베네딕트파 수녀로(1136년부터 수녀원장) 중세 독일의 신비주의를 대표하는 최초의 여성이다. 그녀의 작품은 종교, 의학, 음악, 윤리학, 우주학 등을 다루고 있다. 거친 경고도 들어 있는 고위층 인사들과의 서신교환, 목회여행 및 공개적인 설교활동에 관한 보고들이 보존된 채 남아 있다. 중세사회에서 여성에게 그런 일이 가능했다는 것은 그녀의 예언적인 자기이해를 주변에서 공감했기 때문인 것으로 설명된다. 그녀의 유품은 아이빙엔 수도원에 보관되어 있다.

9) 1150년경에 집필한 자연의 치유력에 관한 작품으로 총 9권으로 이루어져 있다. 1권은 〈식물에 관하여〉, 2권은 〈원소에 관하여〉, 3권은 〈나무에 관하여〉, 4권은 〈돌에 관하여〉, 5권은 〈어류에 관하여〉, 6권은 〈조류에 관하여〉, 7권은 〈동물에 관하여〉, 8권은 〈파충류에 관하여〉, 9권은 〈금속에 관하여〉 등이다.

10) 1150년 후에 집필된 이 책은 남자와 여자로 분류해서 인간의 체질, 소화나 월경 같은 신체적인 과정, 질병의 원인 등을 다루고 있다. 이때 성별과 연관시켜 의학이론을 독자적으로 해석했다는 점에서 중세 전체를 통해 유일무이한 작품으로 간주된다.

11) 독일 헤센 주 로르슈에 있는 수도원으로 746년 최초의 수도원을 건설한 뒤 767년 근처의 고지대에 다시 세웠다. 이곳은 프랑크왕국의 보호를 받으며 규모가 크고 중요한 수도원으로 발전하였다. 1991년 유네스코에서 세계문화유산으로 지정하였다.

12) 980년 경 오늘날 러시아 최남단에 위치한 부카라(Bukhara) 근방의 아프샤나(Afshana)에서 출생한 페르시아의 철학자. 18세에 모든 학문에 통달하였으며, 20대에 아리스토텔레스의 〈형이상학〉을 40회나 정독하였다. 토머스 아퀴나스에게도 영향을 끼쳤으며, 아리스토텔레스에 플라톤을 가미한 철학으로 이슬람 신앙을 해석하였다. 그리스와 아라비아의 철학과 의학을 집대성한, 중세 최대 과학자 중 한 사람으로 주요 저서로는 〈치유의 서〉와 〈의학정전〉이 있다.

13) 이탈리아 캄파니아 주에 있는 도시로 시의 기원은 로마 식민도시에서 비롯되나, 9세기부터 이 지역에서 라틴어, 그리스어, 아랍어, 헤브라이어의 연구와 특히 그것을 밑바탕으로 하는 의학 연구가 성하여 중세 유럽 때는 과학의 중심을 이루었다.

14) 중세의 유럽인이 서(西)아시아의 이슬람교도를 부르던 호칭.

15) 스페인 톨레도 주의 주도로 수도 마드리드 남서쪽 70km 지점에 위치하는 관광도시이다. 역사, 미술적으로는 마드리드를 능가하기도 하며, 세계유산목록에 등록되어 있다.

16) 프랑스 랑그도크루시용 주(레지옹)에 있는 에로 데파르트망(Department)의 수도로 마르세유 북서쪽 123km, 리옹 만(灣) 가까이에 위치한다. 12세기에 창설된 의학교는 1289년 창립된 몽펠리에 대학의 전신이다.

17) 이탈리아 베네토 주에 있는 도시로 영어로는 파두아(Padua)라고 한다. 교통의 요지로 이미 로마시대부터 이름이 알려져 있었고, 12~14세기에는 자유도시로서 번영을 누렸다. 16세기 말~17세기에 G.갈릴레이가 교수로 있어 유명해진 파도바 대학은 1222년에 창립되었으며 지금도 이탈리아에서 뛰어난 국립대학이다.

18) 중세의 조산원을 일컫는 말로, 이들은 임산부의 출산만 도운 것이 아니라 마법, 약제 등을 이용해 일반적인 질병의 치료나 낙태 등을 행하기도 했다.

19) 중세의 목욕사는 목욕 외에도 사혈, 골절, 탈구, 외상, 치통 등도 치료했으며, 이는 이발사도 마찬가지였다.

20) 대학교육을 받은 일반의가 내과를 전문으로 하는 반면에, 수공업적 교육만 받은 구급의사는 외과를 담당했다. 사회적으로도 구급의사의 신분은 일반의보다 훨씬 더 낮았다.

21) 십자군은 교황의 호소로 조직된 기독교적인 성향을 강하게 띤 군대를 말하며, 십자군전쟁은 역사적으로 대부분의 경우 11세기부터 13세기까지 감행된 중세 서유럽의 로마 가톨릭 국가들이 중동의 이슬람 국가에 대항하여 성지 예루살렘을 탈환하는 것을 목적으로 행해진 대규모의 군사 원정을 의미한다.

22) 가지과의 한해살이풀로 유럽이 원산지다. 전체에 털과 선모가 있어 깔깔하며, 높이는 50~80cm이다. 꽃은 6~7월에 피고 노란색이며 원줄기 끝에서 옆을 향하여 핀다. 한방에서는 8~9월의 성숙기에 종자를 털어 햇볕에 말린 것을 낭탕자·천선자(天仙子)라 하며 잎은 진통(鎭痛), 진경(鎭痙)의 효능이 있어 위통, 편두통, 기침, 천식, 설사, 악성종양 등을 치료하는 데 쓴다.

23) 가지과의 여러해살이풀로 지중해와 레반트 지방이 원산지인 허브의 한 종류이다. 뿌리가 둘로 나뉘며, 마치 사람의 하반신 모습을 하고 있다. 독성이 있으나 약초로도 쓰인다. 뿌리는 우울증 · 불안 · 불면증 등에 효과가 있고, 예전에는 수술용 마취제로도 쓰였다. 나뭇잎은 외상을 치료하는 진통제이다. 뿌리와 나뭇잎으로 만든 허브차는 흥분 효과가 있으며, 심하면 마비 증상을 일으킨다. 천식과 기침에도 효능이 있는 것으로 알려져 있다.

24) 양귀비과의 한해살이풀로 높이는 50~150cm이며 잎은 어긋나고 긴 타원형이다. 5~6월에 흰색, 홍색, 홍자색, 자색 등의 꽃이 피고 열매는 달걀 모양의 삭과(蒴果)를 맺는다. 열매가 덜 익었을 때 유즙을 뽑아 건조하여 아편을 추출하고 씨는 기름으로 식용하며, 민간에서 복통, 기관지염, 불면증, 만성 장염의 치료에 쓰기도 한다. 터키와 이란이 원산지로 이집트, 인도, 태국, 중국 등지에 분포한다.

25) 삼과의 한해살이풀로 대마(大麻) · 마(麻)라고도 한다. 중앙아시아가 원산지이며 열대 지방과 온대 지방에서 섬유 식물로 널리 재배하고 있다. 대마 줄기의 섬유는 삼베를 짜거나 로프, 그물, 모기장, 천막 등의 원료로 쓰이고, 열매는 향신료의 원료로 쓰인다. 종자는 조미용이나 기름을 짜는 데 쓰인다. 한방에서는 열매를 화마인(火麻仁)이라는 약재로 쓰는데, 변비와 머리카락이 나지 않을 때 효과가 있다.

26) 장미과의 여러해살이풀로 유럽 북부와 중부, 북아메리카와 온화한 아시아 등이 원산지이다. 길게 자란 꽃대의 모양이 교회의 종탑과 비슷하다고 해서 'church steeples'이라고도 하며, 별처럼 작고 귀여운 꽃에서 레몬 또는 살구 향기가 나서 'lemonade, lemon flower'라고도 한다. 꽃이 피기 전이나 꽃이 핀 상태에서 채취한 잎이나 줄기를 주로 사용한다. 타닌 · 정유 · 고미질 등이 주요 성분이기 때문에 차로 만들어 마시면 강장 작용을 하며 위궤양 · 십이지장궤양을 예방한다. 또 담석증과 간경화증 등을 치료하는 데에 이용되고 류머티즘과 중풍에도 치료 효과가 있다. 아그리모니의 향기는 불면증에 좋다고 해서 향초나 방향제에 이용된다.

27) 앵초과의 한해살이풀 또는 두해살이풀로 별봄맞이꽃이라고도 한다. 꽃은 4~5월에 청색이 강한 자주색 또는 붉은 색으로 피고, 전 세계의 온대와 열대 지방에 널리 분포하며, 한국에서는 제주도와 전라남도 추자도에 서식한다.

28) 쥐방울덩굴과에 속하는 여러해살이풀로 원산지는 지중해이며 전 중부 유럽과 온난한 지역에 분포되어 있다. 높이는 30~100cm이며, 5월에서 7월에 봉지 모양의 노란색 꽃이 핀다. 씨가 많이 들은 열매는 처음에는 녹색이나 익으면 검은색으로 변하며, 직경은 1~2cm이다. 고대부터 출산을 돕는 데 사용되었고, 진통을 유발하는 효과 때문에 낙태에도 사용되었다. 이외에도 궤양이나 내외적인 상처 치료제로 사용되었다.

29) 지중해가 원산인 꿀풀과의 여러해살이풀이지만 추위에 약해 한국에서는 한해살이풀로 다룬다. 높이 40~60cm 정도이다. 잎은 달걀 모양으로 넓으며 가장자리가 밋밋하다. 6~8월에 연한 노란색 또는 흰색의 작은 꽃이 핀다. 옛날부터 향초(香草) 중에서 가장 향기가 강한 것으로 알려져서 향료 자원 또는 약료 자원으로 널리 재배하여 왔다. 수프 · 스튜 · 소스 등의 향료나 닭고기 · 칠면조고기 등의 통조림에 사용한다.

30) 꿀풀과의 여러해살이풀로 원산지는 유럽 · 북아프리카이다. 높이는 30cm이며 5~10월에 연분홍색 꽃이 핀다. 강한 향기는 장기간 저장해도 손실되지 않는다. 방부작용 · 항균작용 등 다양한 효능이 알려져 고대부터 시체를 보관하거나 항생제로 사용하였고, 힘과 에너지를 얻게 해준다는 설이 있어 최음제로

도 이용되었다. 5~6월 사이에 꽃이 달린 줄기에서 얻는 정유는 호흡기 질환에 항균작용·거담작용을 하며, 두통·우울증 등 신경성 질환이나 빈혈·피로에 좋고, 피부를 맑게 한다.

31) 마디풀과의 여러해살이풀로 괴승애, 시금초, 괴싱아, 산시금치, 산모라고도 한다. 풀밭에서 자라며, 줄기는 높이 30~80cm이고 능선이 있으며 홍색빛이 도는 자주색이다. 꽃은 5~6월에 피고, 열매는 모양이 특이한데, 줄기 끝의 가장자리는 붉은빛이고 안쪽은 녹색인 둥글둥글하면서도 납작한 열매가 수없이 매달린다. 식물체는 신맛이 강하여 식용으로 하고 뿌리를 위장병이나 개선약(疥癬藥, 옴약)으로 사용한다. 북반구의 온대지방에 널리 분포한다.

32) 난초과의 여러해살이풀로 크기와 꽃, 잎의 비율에 따라 30여 종으로 나뉘며 북반구 전체에 분포되어 있다. 줄기에는 대부분 서로 마주보는 2개의 잎이 나 있으며, 꽃은 타원형이고, 입술꽃잎은 두 부분으로 갈라져 있다. 유럽에서 자생하는 종은 2종으로 5월 초에서 8월 초에 꽃이 핀다.

33) 마디풀과의 여러해살이풀로, 높이는 30~80cm이며, 6~7월에 연분홍색 또는 흰색의 꽃이 피고, 열매는 수과로서 9~10월에 익는다. 어린잎과 줄기는 식용하고, 뿌리줄기는 열을 내리거나 경기(驚氣)를 다스리며 종기의 염증을 없애는 데 사용한다. 주로 유럽과 아시아의 고산지대에 분포되어 있다.

34) 포도과의 낙엽활엽 덩굴식물로 늘 푸른 여러해살이풀로 학명은 hedera helix이다. 흡착근에 의해 벽이나 나무를 타고 20m까지 덩굴을 뻗을 수 있다. 9~10월에 황록색의 꽃이 피고, 열매는 2~4월에 군청색으로 익는다. 식물 전체에 독소가 함유되어 있으며, 잎은 가래를 삭이고 경련을 완화하는 작용이 있어 기관지염에 이용된다.

35) 장미과의 낙엽 교목으로 원산지는 서아시아, 유럽, 지중해 연안이다. 나무높이는 1~3m이며 4~8m 되는 것도 있다. 작은 잎이 많이 달리는데 잎은 작고 달걀모양이며 끝이 무디고 가장자리에는 톱니가 있다. 잎 뒷면에는 부드러운 털이 있다. 꽃은 흰색이고 지름 2cm 정도이며 잎보다 먼저 4~5월에 핀다. 열매는 검푸른 색을 띠며 흰 가루가 약간 덮여 있는데 지름이 1.5cm 정도이다. 노란색의 과육은 시름한 맛이 난다. 피부병이나 류머티즘의 경우 말린 꽃으로 끓인 차를 마시면 정혈효과가 있고, 입 안의 가벼운 염증에도 구강세척제로 사용된다.

36) 쌍떡잎식물 초롱꽃목 국화과의 여러해살이풀로 유럽이 원산지이다. 꽃은 봄부터 가을까지 피며 흰색, 연한 홍색, 홍자색이다. 유럽에서는 잎과 덜 핀 꽃봉오리를 식용하며, 정혈작용 때문에 전통적으로 피부병, 간질환 치료제로 사용되었다. 종자로 번식시키고 가을이나 봄에 관상화로 널리 심는다.

37) 쌍떡잎식물 미나리아재비목 미나리아재비과의 한 속으로 북반구에 약 90종의 원종이 있다. 대표적인 아네모네 코로나리아(A. coronaria)는 지중해 연안 원산이다. 꽃은 4~5월에 피는데, 지름 6~7cm이고 홑꽃과 여러 겹꽃이 있으며, 빨간색, 흰색, 분홍색, 하늘색, 노란색, 자주색 등으로 핀다. 신선한 상태에서는 모든 종이 약간 독성을 지니고 있지만, 지금은 신선하게 짠 즙을 동종요법에 사용한다.

38) 쌍떡잎식물 끈끈이귀개목 끈끈이귀개과의 여러해살이풀로 들판의 볕이 잘 드는 산성 습지에서 자란다. 벌레잡이식물로 높이가 6~30cm이며, 잎의 앞면과 가장자리에 붉은 색의 긴 선모(腺毛)가 있고 길이 3~13cm의 잎자루 밑부분에는 갈색의 긴 털이 있는데, 여기서 벌레를 잡는다. 꽃은 7월에 흰색으로 피고, 열매는 삭과이고 익으면 3개로 갈라지며 길이가 4~5mm이다. 마른기침, 햇빛에 의한 피부화상, 주근깨 등에 이용되었으며, 심장강화, 최음제로도 사용되었다. 감기약으로는 지금도 200~300개의 감

기약 성분으로 사용되고 있다.

39) 현삼과의 한해살이풀로 서아시아와 유럽이 원산지인 허브이다. 속명 'Euphrasia'는 그리스 신화에 나오는 기쁨의 여신 'Euphyrosyne'의 이름에서 비롯했다. 높이 약 20cm까지 자라며, 잎들 사이에서 꽃이 피는데, 꽃은 크기가 작고 보랏빛을 띤 흰색이다. 중세 때에는 시력을 높이는 안약의 하나로 여겨졌으며, 이후에도 눈병에 효능이 있어 차와 술로 만들어 먹었다. 조금 쓰고 단 맛이 나는 나뭇잎은 샐러드에 사용되며, 늦은 여름이나 이른 가을에 땅 위로 나온 식물의 줄기 윗부분을 채취해서 말린다. 여기에서 짜낸 즙이나 우려낸 즙은 화장수나 점막염증을 치료하는 약으로 이용된다. 축농증, 비염, 코감기 등에도 효과가 뛰어나며 특히 눈을 좋게 하는 것으로 널리 알려져 있다.

40) 프랑스의 외과의사로 오베르뉴 숄리아크 출생이다. 몽펠리에·볼로냐·파리 등지에서 의학에 관한 연구 활동을 마친 뒤, 리옹에서 의사로 활동하다가 아비뇽에서 세 명의 교황(아비뇽 시대의 교황)의 주치의로 활동하였다. 중세시대 최고의 외과의사로 알려져 있으며, 저서로 백내장 수술 등 각종 수술법을 제시한 〈외과의학 대전〉(1363)이 있다. 이 책은 1478년부터 1895년까지 69판을 거듭하여 외과의학 지도서로 평가되기도 하였다.

41) 프랑스 랑그도크루시용 주(레지옹)에 있는 에로 데파르트망(Department)의 수도로 마르세유 북서쪽 123km, 리옹 만(灣) 가까이에 위치한다. 파리와 더불어 학문의 도시로 유명하며, 12세기에 창설된 의학교는 1289년 창립된 몽펠리에 대학의 전신이다. 실증주의 철학자 콩트의 출신지이기도 하다.

42) 이탈리아 에밀리아로마냐 주의 주도로 아펜니노 산맥 북쪽 기슭, 로마시대부터 있는 에밀리아 가도에 있다. 중세 이래로 유럽의 학문과 예술의 중심지로서 유명하였으며, 11세기에 창설된 볼로냐 대학은 법학의 볼로냐파와 함께 널리 알려졌다.

43) 제198대 로마 교황(재위 1342년~1352년)으로 세속명은 피에르 로제(Pierre Roger)이다. 1291년 프랑스의 코레 주 출신으로 일찍이 베네딕토회에 입회하여 신학박사 학위를 받은 후, 1328년 아라스의 주교, 1329년에 상의 대주교, 1330년 루앙의 대주교, 1338년 추기경이 되었고, 학식과 언변, 좋은 품성과 외교적 수완이 뛰어나 프랑스의 필리프 6세와 교황 요한 22세의 인정을 받았다. 교황 베네딕토 12세의 후임자로 선출되어 1342년 5월 19일 아비뇽에서 대관식을 거행하였다.

44) 존데(Sonde)라고도 하며, 체강(體腔)이나 장기 속에 삽입하여 상태를 조사하는 관 모양의 의료 기구를 말한다.

45) 견인요법(牽引療法)은 지속적으로 견인력을 작용시켜 근육을 치료하는 법으로, 근육은 타박이나 외상 때 장축방향(長軸方向)으로 단축되는 일이 많아서, 염좌(捻挫), 좌상(挫傷), 골절 등에서는 장축방향으로 지속적으로 견인할 필요가 있다.

46) 이탈리아 롬바르디아 주의 주도로 예로부터 교통의 요지로서 발달한 북이탈리아 공업지대의 중심도시이다.

47) 비스콘티 가문 출신으로 스테파노 비스콘티의 장자이다. 추기경인 조반니 비스콘티의 사망 후 지배영역 분배 시 도시 밀라노를 인정받았다. 그는 끊임없이 전쟁에 휘말렸다. 자신을 반대하여 십자군 전쟁을 선포했던 교황 인노첸시오 6세와 교황 우르바노 5세와 전쟁을 벌였고, 봉토의 실권을 선언했던 황제 카를 5세와도 싸웠다. 남동생의 사망 후 국가의 권력을 독점하려 했지만, 어린 조카이자 사위인 잔

갈레아초 비스콘티에 의해 살해되었다.

48) 꿀풀과의 상록관목으로 미질향(迷迭香)이라고도 한다. 남유럽의 지중해 연안이 원산지이며 약초로 재배하고 강한 향기가 있다. 줄기는 네모지고 잔가지가 많이 갈라지며 높이가 1~2m이고, 꽃은 5~7월에 연한 청색·분홍색·흰색으로 핀다. 잎과 잔가지는 육류 요리에 향을 내는데 쓰이고, 꽃은 설탕 절임을 하여 과자로 만들며, 잎은 차로 이용하기도 한다. 뽑아낸 기름은 화장품이나 비누의 방향제로 쓰이고, 잎과 꽃은 향주머니와 향단지로 이용한다. 옛날 기록에 의하면 로즈메리의 향이 뇌의 기능과 기억력을 높인다고 한다.

49) 용연향(龍涎香)은 대표적인 동물성 향료로 앰버그리스라고도 한다. 향유고래 수컷의 창자 속에 생기는 이물(異物)이며, 향료성분을 알코올에 녹여서 추출하여 향수를 만드는데, 값비싼 물질이다.

50) 쌍떡잎식물 운향목 감람과의 관목으로 높이 4~5m이다. 나무껍질은 광택이 난다. 작은 잎은 11~21개로서 긴 달걀 모양이고 둔한 톱니가 있다. 꽃은 연한 노란색이다. 봄부터 여름에 걸쳐 나무줄기에 상처를 내면 즙이 흘러나오는데, 이것을 응고하여 방향(芳香) 고무 수지(樹脂)를 얻는다. 이것을 유향(frankincense) 또는 올리바눔(olibanum)이라고 하는데, 맵고 쓴 맛이며 훈향료(薰香料)나 향수의 재료로 쓴다. 한방에서는 유향 또는 훈육향(薰陸香)이라고 하는데, 통증을 가라앉게 하고 종기를 없애는 효능이 있어, 복통·산후복통·월경통·타박상·근육경련통·악성종양 등에 처방한다. 소말리아와 아라비아 남부에 분포한다.

51) 이탈리아 리구리아 주의 주도로 제노바 만에 면한 항구도시이며 영어로는 제노아(Genoa)라고 한다. 이탈리아 쪽의 리구리아 해 중앙에 위치하는 이탈리아 제1의 항구이며, 밀라노, 토리노와 더불어 북부 이탈리아 공업지대의 중심을 이룬다. 아메리카 대륙의 발견자 C.콜럼버스, 음악가 N.파가니니, 이탈리아 통일운동 때의 공화주의자 G.마치니 등의 출신지로서 알려져 있다.

52) 프랑스 프로방스 코트다쥐르 주 부슈뒤론 데파르트망의 수도로 파리 남쪽 797km, 지중해 리옹 만 내의 크론 곶과 크르와제트 곶 사이에 있는 천연의 양항으로 프랑스의 무역항이며 대도시이다. 소설 〈몽테크리스토 백작〉으로 유명한 이프 성이 있다.

53) 100여 가지의 재료를 혼합해서 만든 중세시대의 만병통치약이다.

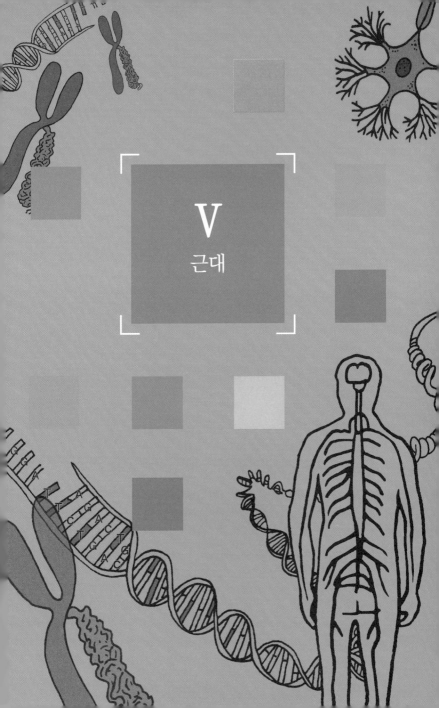

V
근대

15세기는 중세에서 근대로 넘어 가는 과도기를 표시한다. 공동생활의 거의 모든 영역에서 근본적인 변화가 일어났다. 기술적인 혁신, 수도원 밖에서도 뚜렷하게 증가한 문서작성, 교회의 개혁노력, 인문주의 사상이 이룬 첫 결실, 조형예술의 새로운 방식 등은 엄격한 종교재판, 무수한 전쟁과 더불어 모순으로 얼룩진 르네상스 세기를 대표한다. 16세기에 유럽은 일종의 불안에 휩싸였다. 신세계의 발견으로 삶의

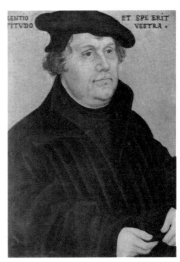

마르틴 루터

공간이 갑자기 더 커진 것처럼 보였고, 인간의 기술적 가능성도 점차 다양해졌다. 마르틴 루터(Martin Luther, 1483~1546)[1]가 불러일으킨 기독교 쇄신운동은 인구 전반에 걸쳐 사회적 불안을 강화시켰다. 고행 행렬과 유대인 박해는 비이성적인 행동으로 폭발하려는 집단공포의 징후였다. 특히 이 시기에 기적이나 마녀를 믿는 일이 늘어난 것은 놀랄 일이 아니다.

1. 갈레노스 교리에 대한 비판

르네상스 시대에 의학적 사고에 갑작스런 변화는 없었지만, 갈레노스

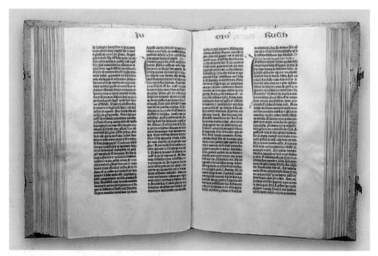

구텐베르크가 활판 인쇄술로 인쇄한 성서 원본(미의회 도서관 소장)

와 아랍 학파에 대한 비판은 증가했다. 수도원에 보관되었던 의술에 관한 지식은 폭넓은 대중이 이용할 수 있게 되었다. 고대 작가들의 저서는 번역이 되었는데, 특히 요하네스 구텐베르크(Johannes Gutenberg, 1397~1468)[2]의 인쇄술 발명을 통해 신속하게 보급되었다.

자신을 파라셀수스(Paracellsus)라 불렀던 테오프라스트 폰 호엔하임(Theophrast von Hohenheim, 1493~1541)[3]처럼 그 당시 근대 초기의 대학에서 가르쳤던 갈레노스의 교리의학을 몰아내려고 싸우며, '현대적인' 관찰로 대체하려고 노력했던 인물도 없다. 파라셀수스는 이미 학생 시절부터 교리적인 도식주의와 학자인 체하는 권위주의자들에 저항했다. 그는 1527년 바젤(Basel)[4]에서 당시로는 혁신적인 일로 라틴어 외에 독일어로도 강의를 했다. 그의 실용주의적인 견해는 당시의 권위자들에 대한 냉소, 반항 등과 결합하여 금세 동료 의사들, 약사들, 시의 평의회와 격렬한 충돌을 유발했고, 결국 1528년 초 도망치듯 바젤을 떠날 수밖에 없었다. 그 후 남부 독일, 스위스, 오스트리아 등지를 떠도는 방랑 시기가 이어졌다.

중세와 근대 사이에 파라셀수스가 남부 유럽권에서 뛰어난 의사였다는 사실에는 의심의 여지가 없다. 질병과 건강에 관한 그의 견해가 어쩔 수 없이 연금술적 사고에 영향을 받았다 하더라도 파라셀수스는 신체를 생물학적 · 화학적 · 물리학적 과정으로 파악했고, 그 결과 화학적 수단으로 질병에 영향을 줄 수 있었다. 파라셀수스는 평생을 책이 아니라 독자적인 관찰과 경험에 근거한 새로운 의술을 갈구했다. 그는 식물성 치료제를 중심으로 삼는 히포크라테스나 갈레노스의 약리학과 철저하게 결별했다. 현대 약리학으로 이어지는 16세기와 17세기의 화학은 파라셀수스의 고찰을 토대로 한 것이다. 지금도 통용되는 그의 유명한 명제는 다음과 같다. '분량이 독을 만든다.'

2. 인간 해부학

브뤼셀[5]에서 태어난 의학자이자 외과의인 안드레아스 베살리우스(Andreas Vesalius, 1514~1564)[6]는 갈레노스의 전통을 포기하고 해부대에서 직접 배우는 공부로 대체한 최초의 인물이었다. 이로써 그는 장기와 조직의 구조를 연구하고 기술하는 현대 해부학의 창시자가 되었다. 1538년에 이미 베살리우스는 베네치아(Venezia)[7]에서 자신이 직접 그

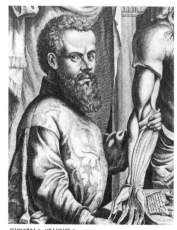
안드레아스 베살리우스

린 동맥과 내장 그림 3개와 더불어 예술가인 얀 슈테판 반 칼카르(Jan Stephan van Calcar, 1500~1546)[8]가 그린 효과적인 해골삽화 3개가 실린 〈해부도 6장 *Tabulae anatomicae six*〉을 출판했다. 베살리우스는 1539년부터 파도바에서 외과교수로 도시에서 처형된 사람들의 시체를 전부 해부했다.

그 외에도 1540년에는 볼로냐(Bologna)[9]에서 공개적으로 해부학적 증명을 실행하기도 했다.

1943년 베살리우스는 28살의 나이로 자신의 해부학적 필생의 작품인 〈인체 해부에 대하여 *De humani corporis fabricia libri septem*〉를 출판했는데, 이 작품은 의학의 기초학문인 해부학이 발전하는 토대가 되었다. 그는 이 작품에서 신랄한 언어와 무수한 도해를 통해 종전의 해부학이 저지른 200개가 넘는 오류들을 폭로했는데, 가령 5엽의 간, 7분절의 흉골, 둘로 나뉜 아래턱, 뿔 모양의 자궁 등이다. 그의 연구결과가 학생들과 진보적인 교수들 사이에서는 열렬한 지지를 받았던 반면에, 확고부동한 갈레노스 추종자들 사이에서는 상당한 반대에 부딪혔다. 베살리우스의 스승은 베살리우스에게 베사누스(Vesanus, 미치광이)라는 별명을 지어 주었다. 실추된 갈레노스의 권위를 되찾고, 오류라는 사실을 해명하기 위해, 추종자들은 고대 이후 신체가 변한 것뿐이라는 논거를 꾸며냈다. 베살리우스는 동료들의 무시로 너무 괴로워하던 나머지 학문적 연구를 접고 시의(侍醫)이자 외과의로 스페인 궁정으로 들어갔다.

르네상스 시기 동안 해부학 영역처럼 그렇게 뚜렷하게 엄청난 변화가 일어났던 의학 영역은 없었다. 중요한 인식의 발전은 갈레노스의 영향을 받은 의학의 이미지를 극복하고 인간을 중심으로 삼은 베살리우스의 공로이다.

❗ 해부학 강당

16세기에는 해부가 대중의 폭넓은 관심을 받았었다. 오늘날 죽음을 금기시하는 것과 (자발적으로 시체 해부에 참여하는 사람은 소수에 불과하다.) 이런 반응을 비교해 보면, 당시의 상류사회가 대학의 공개적인 해부학 강의를 위해 만나서, 독자적인 해부학 강당을 세웠다는 사실은 괄목할 만한 일이다. 귀족, 성직자, 상류 시민계급 등 모두 사회적인 대사건을 위해 만났다. 최초의 해부학 강당은 이탈리아에 생겼다. 그래서 당시 의학도들은 전 유럽에서 볼로냐, 파도바, 살레르노(Salerno)[10]로 몰려들었다.

❓ 알고 넘어가기

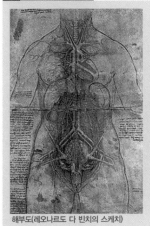

해부도(레오나르도 다 빈치의 스케치)

레오나르도 다 빈치(Leonardo da Vinci, 1452~1519)[11]는 인간의 신체를 해부해서, 그 결과를 토대로 현실에 부합되는 새로운 인간상을 탄생시킨 최초의 예술가였다. 그는 1495년부터 해부학 개론을 만들 계획에 몰두했었다. 뛰어난 수준의 해부 스케치 228장이 전해지는데, 지금은 영국 왕실의 소유이다. 그런데 다 빈치의 경우 종종 그렇듯이 그의 의도는 유감스럽게도 계획에 머물렀다. 다 빈치는 라틴어를 할 줄 몰랐고, 그의 언어는 스케치였다. 그래서 문학적으로 자신의 계획을 감당할 능력이 없었다. 게다가 다 빈치는 완벽주의자였다. 그래서 그의 연구는 당시에 성과가 없었다. 지금에야 비로소 그의 진정한 천재성을 평가할 수 있는 것이다.

3. 기름 대신 창상연고

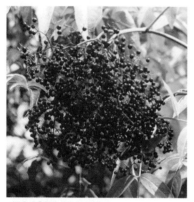

기름을 추출했던 삼부커스 관목

유럽의 무수한 전쟁에는 전쟁터에서 부상당한 병사를 치료하는 일이 필연적으로 따랐다. 화약이 상처를 중독시킨다고 믿었기 때문에 군의는 지체 없이 삼부커스(Sambucus)[12] 기름을 상처에 부었다. 하지만 이런 고통스런 고문이 사람의 생명을 구한 적은 거의 없었다.

그런 야만적인 상처소독방식이 마침내 사라지게 된 것은 프랑스의 구급의사인 앙브루아즈 파레(Ambroise Pare, 1510~1590)[13]의 덕택이었다. 파레는 한 이발사에게서 사혈, 관장, 울혈요법, 붕대감기 등을 배운 후, 파리의 저명한 병원에서 보조의사로 일하다가 군의로 활동했다. 다른 군의들과 마찬가지로 파레도 뜨거운 기름으로 상처를 치료했는데, 한 번은 기름이 동이 난 적이 있었다. 그래서 달걀노른자, 장미유, 테르펜틴(Terpentin)[14]으로 만든 연고를 상처에 바른 다음 붕대를 감았다. 부상당한 병사들은 치료를 이겨냈고 건강해졌다. 1545년 출판된 자신의 저서인 〈소총이나 다른 화기에 의해 생긴 상처의 치료 *Methode de traicter les playes faictes par hacquebutes*〉에서 중독이론이 얼마나 근거 없는 것인지 확실하게 설명했다.

4. 모든 생명의 기원

성공적인 해부학자였던 제로니모
파브리키우스(Geronimo Fabricius,
1537~1619)[15]는 파도바에 특별히 지
은 해부학 강당에서 강의를 했다.
연구대상으로는 특히 달걀이 사용
되었다. 이때 얼마 전에 발명된 현
미경이 대단히 큰 도움이 되었다.
현미경은 예전에는 보이지 않았던
태아의 성장을 볼 수 있게 해주었

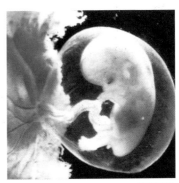

뱃속의 태아

다. 1600년 파브리키우스는 태아 발육에 관한 첫 저서인 〈태아 형성에
관하여 De formatu foetu〉를 출판했다. 이 책에서 파브리키우스는 처
음으로 태반의 의미를 설명하고, 모태에서 탯줄을 통한 태아의 영양공
급을 묘사했다. 임신한 자궁의 내부모습과 태반을 그린 삽화는 혁신적
이었다.

그때까지는 태어나는 생명체의 모든 체질이 이미 남성의 정충에 만들
어져 있다는 히포크라테스의 전성설(前成說)이 유효했다는 사실을 고려
할 때, 이런 연구의 배후에 어떤 '폭발력'이 잠재해 있었는지 이해할 수
있다. 하지만 실제로 그때까지 가정했던 여성 난세포의 부수적 역할을
수정한 것은 영국인 윌리엄 하비(William Harvey, 1578~1657)[16]였다.
파브리키우스와 하비가 진화론에 이르는 길을 마련한 셈이다.

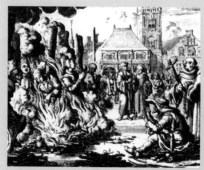

마녀 화형

마녀사냥의 전제조건은 마법에 대한 믿음이나 미신적인 요소들과(공중비행, 동물로의 변신, 가해마법 같은) 악령학 이론 및 이단자 종교재판상의 형사구성요건 등의 결합과 생존적 불안에서 나온 마녀망상이었다(대략 1350년부터 17세기 말까지). 마녀재판의 기록을 보면 고소된 여인들의 진술에서 매번 유사성을 발견할 수 있다. 마약과 약초를 실험한 결과 나타나는 비행체험이나 성적 환상은 종교재판관이 묘사하는 빗자루를 타거나 악마와 은밀한 관계를 맺고 날아다니는 마녀 이미지와 정확하게 들어맞았다. 약 1430년부터 대규모로 계획되고, 체계적으로 진행된 마녀사냥이 시작되었다.

5. 변혁 속의 의학

17세기는 변혁의 시대였다. 학자들은 지구가 태양의 주위를 돈다는 갈릴레오 갈릴레이(Galileo Galilei, 1564~1642)[17]와 니콜라스 코페르니쿠스(Nicolaus Copernicus, 1473~1543)[18]의 계산을 따랐다. 의학에서도 마찬가지였다. 의사들은 점차 갈레노스와 아비세나의 사고에서 벗어났다. 이른바 의화학론이(파라셀수스가 확립한 화학적 의술) 발전했는데, 이 이론은 질병과 신체의 기능에 대한 단순한 기계론적 설명을 제시하는 경우가 많았다. 의학영역에서는 정신병리학(Psychopathology)[19]과 전염병학이 계속 발전했다. 실험생리학과 현미경을 사용하는 해부학은

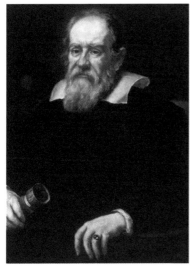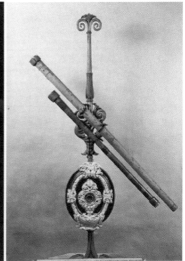

갈릴레오 갈릴레이와 그가 발명한 망원경

17세기에 시작되었으며, 1600년 무렵 발명된 현미경은 생리학 분야에서 연구가 첫 절정에 도달하는 것을 가능케 해주었다.

6. 혈액순환

페르가몬 출신의 그리스 의사 갈레노스와 혈액운동인 '영(Spiritus)'의 형성에 관한 그의 이론은 의학에 지속적인 영향을 미쳤다. 그의 이론에 따르면 양분이 장에서 간으로 옮겨가고, 혈액이 몸속으로 스며든 경우, 간에서 신성한 '자연 영(Spiritus naturalis)'이 양분을 새로운 혈액

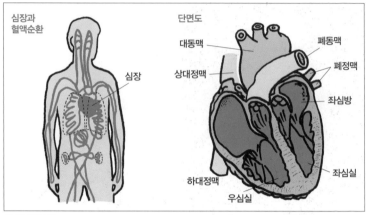

심장과 혈액순환

으로 변화시킨다. 갈레노스는 혈액이 혈관들 사이를 왕래하며, 이때 심장의 오른쪽에서 왼쪽으로 흐른다고 확신했다. 심장을 관통하는 혈액의 흐름을 설명하기 위해, 갈레노스는 심장을 오른쪽과 왼쪽으로 나누는 두꺼운 근육질의 벽에 미세한 구멍들이 나있다고 주장했다. 그러나 이런 구멍들은 전혀 발견되지 않았다.

폐순환에 관한 최초의 언급은 카이로 출신의 이븐 안 나피스(Ibn an-Nafis, 1210?~1288)[20]에 의해 발견되었다. 서양에서는 1550년 무렵 스페인 의사인 미카엘 세르베투스(Michael Servetus, 1511~1553)[21]가 소순환을 처음으로 지적했다. 1553년 세르베투스는 이단자라는 판결을 받은 후 자신의 저서와 함께 공개적으로 화형에 처해졌다. 대순환과 소순환에 관한 생각을 처음으로 언급한 사람은 교황 클레멘스 8세(Clemens VIII, 1536~1605)[22]의 주치의였던 안드레아 체살피노(Andrea Cesalpino, 1519~1603)[23]였다.

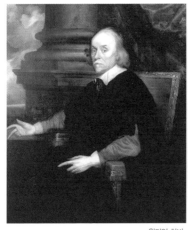

윌리엄 하비

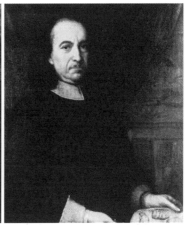

마르첼로 말피기

하지만 영국 왕실 의사였던 윌리엄 하비가 비로소 1628년 그 당시 지배적이던 학설과 대립되고, 오늘날의 지식 수준을 확립한 인체의 혈액순환에 관한 생각을 발전시켰다. 하비는 1628년 출간된 자신의 저서 〈심장과 혈액의 운동 *De Mortu Cordis*〉에서 심장에서 시작해서 신체를 통과한 후 심장으로 돌아오는 순환체계(대순환)와 심장에서 폐로 갔다 돌아오는 순환체계(소순환)라는, 두 순환체계를 기술했다.

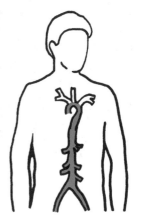

대동맥

그는 다수의 실험과 해부로 자신의 이론을 뒷받침했다. 하비는 심장을 조사하고 혈관을 해부했으며, 정해진 시간에 심장을 통과한 혈액량을 측정하고, 대정맥과 대동맥을 졸라맸다. 하비는 자신의 연구로 갈레노스의 학설을 완벽하게 반박할 수 있었다. 혈액은 스며드는 것이 아니고, 심장에서 내뿜어진 혈액은 심장으로 돌아간다. 현미경 사용이 익숙지 않기 때문에 하비는 혈액이 동맥에서 정맥에 도달한다는 사실을 입증할 수 없었다. 1661년에야 비로소 태생학자이자 동물학자인 마르첼로 말피기(Marcello Malpighi, 1628~1694)[24]가 모세혈관 발견에 성공했다.

! 진단

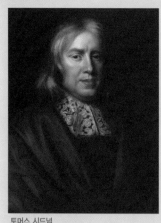

토머스 시드넘

생전에 이미 '영국의 히포크라테스'로 불렸던 토머스 시드넘(Thomas Sydenham, 1624~1689)[25]은 개업의였다. 그는 한평생 이론보다는 실습을 훨씬 더 높이 평가했다.

시드넘이 얻은 가장 중요한 인식은 전형적인 질병이 존재하는 것이 아니라, 다양한 원인을 가진 다양한 질병이 존재하며, 다양한 결과가 존재하고, 이들 모두 다양한 치료방식을 필요로 한다는 사실이다. 시드넘에 따르면 질병은 제한된 과정이 아니라 항상 몸 전체의 반응이다. 질병은 특정한 손상을 막으려는 유기체의 시도이다. 따라서 의사의 임무는 이런 방어전에서 신체조건을 지원하는 것이다. 그러기 위해서는 증상이 처음 발생해서 사라질 때까지 질병을 관찰하고 알아야 한다. 다시 말해서 모든 의료 활동에는 질병의 확정, 즉 진단이 우선해야 한다.

1) 신선한 피

혈액순환의 발견은 전혀 새로운 치료가능성을 제공했다. 그때까지 단순한 사혈치료로 제한되어 있었다면, 이제는 완전히 새로운 두 가지 치료 종류가 나타났는데, 정맥주사와 수혈이다. 크리스토퍼 워렌 경(Sir Christopher Wren, 1632~1723)[26]은 1664년 최초로 인간에게 정맥주사를 실시했다. 하지만 혈전증(血栓症, Thrombus)[27]과 색전증(塞栓症, Embolism)[28]이 자주 발생했기 때문에, 주사는 19세기에 들어서기까지 사용되지 않았다.

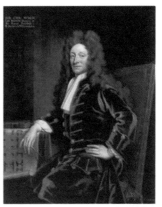

크리스토퍼 워렌

1492년 한 유대인 의사는 뇌졸중(腦卒中, Stroke)[29]으로 생명이 위독해진 환자에게 처음으로 치료목적으로 소년의 피를 수혈했다. 하지만 환자를 살릴 수는 없었다. 1666년 영국인 리처드 로어(Richard Lower, 1631~1691)[30]는 양들에게 수혈을 실시했다. 영국인들이 양심적으로 동물실험을 계속한 반면에, 프랑스 왕의 주치의이자 철학 및 수학 교수였던 장 밥티스트 드니(Jean Baptiste Denis, 1643~1704)[31]는 16살

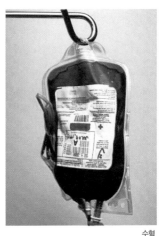

수혈

의 소년에게서 3온스(대략 10분의 1리터)의 피를 뽑은 후 새끼 양에서 뽑은 피 9온스(대략 4분의 3리터)를 수혈했다. 소년은 설명할 수 없는 열병

으로 고생을 했고, 그 때문에 정기적으로 사혈치료를 받았다.

사람들은 수혈에서 유익한 효과를 기대했는데, 회춘과 보양이었다. 예를 들어 정신병을 '나쁜' 피의 탓으로 돌렸는데, '신선한' 피로 대체해야 한다는 것이다. 하지만 반복해서 동물의 피를 수혈하는 것은 다양한 합병증을 유발했다. 드니의 네 번째 환자는 알몸으로 파리를 돌아다녔던 정신박약 환자였는데, 양의 피를 두 번 수혈 받은 후 발한, 구토, 서혜부 등의 통증 같은 전형적인 용혈성 수혈반응 증세를 보였다. 다량의 적혈구 감소로(용혈반응) 소변은 검은색을 띠었다. 하지만 드니는 이런 현상을 '검은색 담즙'이 몸에서 제거되는 좋은 징조로 여겼다.

치명적인 합병증 때문에 수혈은 금지되었고, 1901년 혈액형 체계가 발견된 후 비로소 다시 도입되었다.

! 최초의 나병원

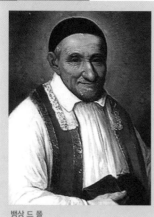

프랑스 신부 뱅상 드 폴(Vincent de Paul, 1581~1660)[32]과 루이즈 드 마리약(Louise de Marillac, 1591~1660)[33]은 1633년 '애덕의 딸 수녀회'를 설립했다. 성 나사로에 있는 수녀회 본원에서는 나환자들을 받아들이기 시작했다. 환자들은 나환자 병동에서 간호를 받았는데, 그곳에 격리된 채 식량을 공급받았다. 나중에는 특별히 나환자들을 위한 요양소들이 세워졌다. 수도사들에게는 성경에 나오는 나환자들의 수호성인인 나사로에 따라 '라자리스트'라는 명칭이 통용되었고, 이들의 보호를 받는 병원에는 '성 나사로의 나병원'이란 이름이 붙었다.

뱅상 드 폴

2) 모세혈관체계

혈액순환에 관한 하비의 이론에서 약점은 동맥과 정맥이 정말 연결되어 있다는 증거가 없다는 사실이었다. 하비는 그런 연결이 존재하지만 너무 미세해서 눈으로 관찰할 수 없다고 가정하는 수밖에 없었다. 그가 사망할 당시에도 이 문제는 여전히 미정인 상태였고, 현미경이 아니었다면 아마도 영원히 그런 상태로 남았을 것이다.

이탈리아 의사인 마르첼로 말피기는 현미경을 이용해 식물과 곤충을 분석했다. 그는 이미 일찍부터 특히 개구리의 허파를 연구하는 데 몰두했다. 이때 혈관이 뒤엉켜 있는 것을 발견했는데, 혈관들은 너무 작아서 개별적으로 구분할 수 없었고, 사방으로 서로 연결되어 있었다. 그런 작은 혈관들을 따라 더 큰 혈관에 접합할 때까지 거슬러 올라가자, 한쪽은 정맥이고, 다른 쪽은 동맥이라는 사실을 알아냈다. 따라서 동맥과 정맥은 정말 다수의 갈라진 혈관을 통해 서로 연결되어 있고, 너무 미세해서 맨눈으로는 관찰할 수 없었던 것이다. 그런데 하비는 바로 이런 사실을 추측했었다. 이 미세한 혈관에는 모세혈관이란 명칭이 붙었다. 모세혈관의 발견은 1660년에 알려졌는데, 하비가 사망한 지 3년 후였다. 모세혈관의 발견은 혈액순환이론을 완성시켰다.

7. 당뇨병

당뇨병(Diabetes mellitus)은 이미 아주 오래 전부터 인류에게 알려졌었다. 이집트의 파피루스에 실린 기록이 이미 과도한 소변에 대한 식이

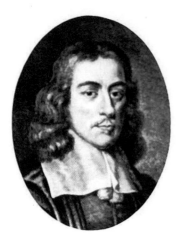
토머스 윌리스

요법적 치료수단을 소개하고 있다. 이 병은 고대 그리스 의사들로부터 그 명칭을 얻었다. '디아베테스(Diabetes)'는 '흘러가게 내버려두다'는 의미로 증가한 소변 양을 뜻한다. '멜리투스(Mellitus)'는 '꿀처럼 달콤한'이라는 의미로, 소변의 맛을 뜻한다. 그래서 글자 그대로 직역하면 '꿀처럼 달콤한 흐름'이란 의미이다.

이 명칭은 혈당이나 요당을 측정할 수 없었고, 오로지 맛이나 냄새 같은 인간의 감각에 의한 판단에만 의존할 수밖에 없었던 시기에서 유래한다. 소변의 맛은 영국의 의사이자 자연철학자인 토머스 윌리스(Thomas Willis, 1621~1675)[34]가 처음으로 기술했다. 소변의 맛을 보는 것이 그 당시에는 이 병을 진단하는 유일한 수단이었다. 윌리스는 다음과 같은 명제를 주장했다. '당뇨병은 혈액의 성향으로 당분이 처음에는 혈액 속에 있다가 나중에 비로소 소변 속에 있는 것이다.' 윌리스는 당뇨병으로 고생하는 사람들을 그다지 우호적이지 않게 '오줌 싸는 해악(Pissing evil)'이라고 불렀다.

❗ 고통스러운 병, 통풍

영국인 토머스 시드넘은 말라리아와 전염병 발생에 관해 방대한 연구를 했다. 시드넘은 1683년 자신의 연구에서 처음으로 류머티즘[35]과 통풍[36]을 구분했다. 파라셀수스가 '발의 통증'이라 불렀던 통풍으로 고생한 것은 시드넘만이 아니었다. 알렉산

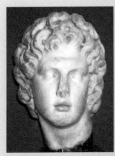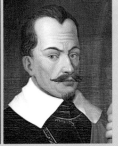

통풍으로 고생했던 알렉산더 대왕과 발렌슈타인

더 대왕, 카를 5세(Karl V, 1500~1558)[37], 발렌슈타인(Wallenstein, Albrecht Wenzel Eusebius von, 1583~1634)[38], 윌리엄 하비, 마르틴 루터 등 일련의 역사적 인물들이 고통스런 통풍에 시달렸다. 1797년에는 처음으로 통풍결절에서 요산염이 발견되었다. 하지만 50년 후에야 비로소 통풍이 신진대사 장애라는 사실이 분명해졌다. 그 시점까지 사람들은 체액의 장애라고 여겼었다. 하지만 과도한 육식 및 음주 간의 상관관계는 이미 일찍부터 인식되었었다.

8. 영국병

나병이 이미 성경에서 다양한 증세로 묘사된 것과 유사하게, 히포크라테스와 갈레노스에서도 구루병[39]의 특징에 관한 묘사를 발견할 수 있다. 이들 문헌에 따르면 선사시대와 초기 역사시대에 이미 이 질병이 존재했음에도 불구하고, 병의 증상은 17세기에 비로소 파악되었다. 그당시에 구루병은 상류층의 질병으로 간주되었다. 유명한 구루병 희생자 중 하나는 영국 왕 찰스 1세의 딸인 엘리자베스 공주였다. 그녀를 통해 구루병은 처음으로 특별한 의학적 현상으로 인정되었다. 따라서 구루병 연구의 선두주자는 영국인이었다.

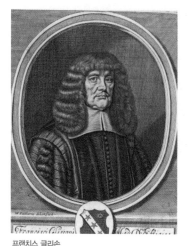
프랜치스 글리손

특히 프란치스 글리손(Francis Glisson, 1596~1677)[40]을 손꼽을 수 있는데, 그는 '구루병'이라는 신조어를 만들어냈다. 글리손은 처음으로 구루병의 병상과 증세를 파악했고, 새로운 소아병에 관한 저서에서 구루병을 요약했다. 바로크 시대의 유행이 구루병 발생에서 결정적인 역할을 했던 것으로 추정된다. 겹겹의 의상과 파우더 밑에서 신체는 빛과 수분으로부터 차단되었다. 그래서 신체가 비타민 D 생성에 필요한 햇빛의 결핍이 수반되었던 것이다.

9. 제왕절개

근세에 이르기까지 제왕절개는 거의 항상 고통스런 산모의 죽음과 결합되어 있었다. 그래서 제왕절개는 보통 죽은 사람에게만 실행되었는데, 예를 들어 뱃속의 아이를 규정에 맞게 매장하기 위해서였다. 살아 있는 사람에게 행해진 최초의 성공적인 제왕절개는 1500년 스위스의 돼지거세 전문가였던 야코프 누퍼(Jacob Nufer)에 의해서였다. 그의 아내는 수술과정을 이겨냈을 뿐만 아니라, 그 이듬해에 쌍둥이를 자연분만했다.

독일에서는 1610년 비텐베르크 (Wittenberg)[41]에서 예레미아스 트로트만(Jeremias Trautmann)에 의해 처음으로 제왕절개가 시술되었다. 아이는 9살까지 살았고, 통 만드는 사람의 아내였던 산모는 4주 후에 사망했다. 제왕절개 방식은 좋지 않은 평판을 받았는데, 특히 매번 많은 여성들이 수술 후에 사망했기 때문이다. 대부분의 조산원들은 제왕절개를 고의적인 살인으로 낙인

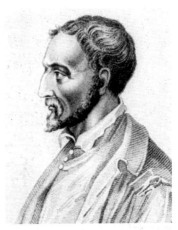

야코프 누퍼

찍었다. 필수적인 위생조치 같은 지식들이 산모가 현실적인 생존가능성을 가지고 제왕절개를 극복하는 데 충분해지기까지는 20세기 후반까지 시간이 걸렸다.

'제왕절개'라는 민간명칭은 전설에 따르면 복벽절개에 의해 태어난 로마의 최고 지휘관 카이사르에서 유래한다고 한다. 고유명사이자 나중에 칭호가 된 '카이사르(Caesar)'에서 중세독일의 '카이저슈니트(Kaiserschnitt, 제왕절개)'라는 개념이 형성된 것이다.

10. 개별적인 의학영역

전통의학은 차츰 개별적인 분야로 나뉘기 시작했다. 조산법, 신경학,

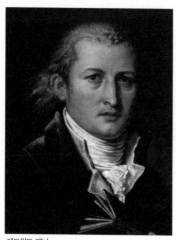

병리학 등은 독자적인 분야로 자리를 잡았다. 그때까지는 의사들이 주로 질병을 치료했지만, 곧 예방의 중요성을 알게 되었다. 에드워드 제너(Edward Jenner, 1749~1823)[42]는 1796년 천연두 예방접종을 실시하여 면역법을 발견했다.

그럼에도 여전히 기이한 이론들이 세간의 이목을 끌었다. 독일의 의학자이자 화학자인 게오르그 에른스트 슈탈(Georg Ernst Stahl,

에드워드 제너

1660~1734)[43]의 견해에 따르면 영혼은 생명체의 발전을 유도하는 생명의 원칙이었다. 반면에 의학자인 프리드리히 호프만(Friedrich Hoffmann, 1660~1742)[44]은 신체를 기계로, 생명을 기계적 과정으로 보았다. 18세기의 의학은 생기론(Vitalism)[45]과 기계론(Mechanism)[46]이라는 상반되는 이론으로부터 강한 영향을 받았다.

11. 병리해부학

중세 시대에 시체해부를 아주 회의적으로 대했다면, 17세기에는 죽은 사람에 대한 연구가 지닌 유일무이한 의미를 인식했다. '병리학'이란 개념은 그리스 의사인 갈레노스가 처음으로 사용하였다. 병리학

(Pathology)은 '파토스(Pathos=병)' 와 '로고스(Logos=학설)' 라는 두 단어에서 유래하며, 대략 '병에 관한 학문'이란 뜻이다. 갈레노스가 확립한 체액병리학은 인간의 모든 병상의 원인을 체액의(혈액, 담즙) 불균형에서 찾는다. 그의 작품은 중세를 넘어서 서양 의학, 특히 병리학의 근원인 해부학에 영향을 미쳤다.

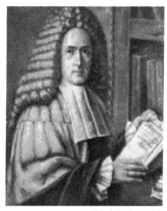

조반니 바티스타 모르가니

건강한 인간을 다루는, 의학의 기초 학문인 현대 해부학의 창시자로는 벨기에 의학자인 안드레아스 베살리우스가 간주되고 있다. 지금 형태의 병리학은 이탈리아 의학자인 조반니 바티스타 모르가니(Giovanni Battista Morgagni, 1682~1771)[47]에서 유래한다. 모르가니는 1761년 다섯 권에 달하는 자신의 저서인 〈해부로 인하여 검색된 질병의 위치와 원인에 관하여 *De sedibus et causis morborum per anatomen indagatis*〉로 병리해부학을 확립했고, 미래의 과학적 연구에 필요한 기초를 마련했다. 대략 700번에 달하는 사체해부에 기초하는 모르가니의 논문은 임상적인 증상과 부검소견 간의 상호작용을 인상 깊게 보여 준다. 이제는 '신체해부기술' 이 중심을 이루는 것이 아니라, 질병과 장기변화 사이의 가능한 상호작용이 중요했다. 모르가니의 목표는 질병의 증상, 진행과정, 해부소견 간의 관계를 명시하는 것이었다.

모르가니의 출판 이후 사체연구의 중요성이 인정되었다 하더라도 사체해부는 여전히 평판이 나빴다. 게다가 재정적인 문제도 가중되었다. 해부를 하는 사람은 사체의 처리도 책임져야 했다. 그래서 교수들은 대학에서 대부분 책을 통해 가르쳤고, 실습을 하지 않았다. 18세기 말에야 비로소 특별히 해부를 책임지는 이른바 해부담당자(Prosector)라는 전문 대리인이 병원과 대학에 고용되었다. 교수가 해부학 강의를 하는 동안 대부분 외과의거나 구급의인 해부담당자가 사체의 장기나 구조상의 변화를 보여 주었다.

의학의 기초학문인 병리해부학은 인체의 복잡한 구조에 관해 그때까지 전례가 없었던 지식을 전달했다. 이후 병리해부학은 인체의 주요기능에 대한 보다 나은 이해를 제공했다.

12. 최초의 혈압측정

1628년 발표된 윌리엄 하비의 혈액순환 발견 그리고 심장이 일종의 근육 펌프라는 증거는 혈압측정에 필요한 요건을 마련했다. 하비가 혈액순환을 발견한지 약 100년 후 영국의 성직자인 슈테펜 헤일스(Stephen Hales, 1677~1761)[48]는 동물의 혈압을 측정하는 방식을 개발했다.

헤일스는 말, 양, 개 등을 이용한 일련의 실험에서 '혈압'이라는 개념을 확정했다. 그는 1726년 결정적인 실험을 했다. 가느다란 놋쇠관을 암말의 동맥에 삽입했는데, 놋쇠관에는 3미터 길이의 수직 유리관이 연결되어 있었다. 혈액순환의 압력은 유리관 안의 피를 2미터 높이로 밀어 올렸다. 피는 심장박동에 따라 규칙적으로 오르락내리락 했다. 헤일스는 압력의 최고점이 수축하는 심장의 긴장을 반영한다는 사실을 인식했다. 이 방식을 인간에게 응용할 수 없었기 때문에, 처음에는 의학에 영향을 미치지 않았다.

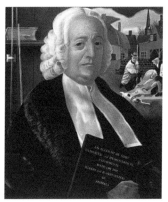

슈테펜 헤일스

19세기에 들어서도 오랫동안 직접 혈압을 측정할 수밖에 없었는데, 다시 말해서 동맥에 측정 소식자를 삽입하는 것이다. 유혈적인 이 방식은 당사자에게 두려움과 고통을 불러일으켰고, 감염 같은 특정한 위험과도 결합되어 있었다. 무혈적인 방식이 개발되자 비로소 간단하고 위험이 없는 방식으로 혈압을 측정하는 것이 가능해졌다.

1881년 빈 대학의 강사인 새뮤얼 폰 바쉬(Samuel Siegfried Karl von Basch, 1837~1905)[49]는 더 이상 동맥이 아니라 맥박을 억제하기 위해 보

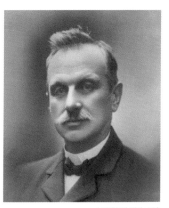

스키피오네 리바 로치

낸 반대압력을 통해 혈압을 측정하는 도구를 소개했다. 이 '맥압계(Sphygmomanometer)'[50]로 의사들이 혈압과 혈압의 변화를 정확하게 관찰하는 것이 가능해졌다. 하지만 혈압수치의 해석은 의학자들 사이

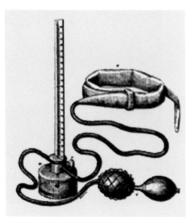
스키피오네 리바 로치가 만든 혈압측정기

에 오랜 기간 논란이 분분했다. 다수의 의사들은 혈압이 심장능력의—심장운동이 아니라—척도라 믿었고, 높은 혈압은 건강이 좋다는 의미라고 여겼다.

그 후 스키피오네 리바 로치(Scipione Riva Rocci, 1863~1937)[51]는 자신이 제작한 혈압계로 현대적인 혈압측정기의 원형을 개발했다. 지금도 그의 업적을 기리기 위해 혈압을 의미할 경우 'RR(Riva-Rocci)'이라고 말한다. 특히 아이들의 경우 이제까지의 방식이 심장·혈액순환·반응의 진단 시 불충분했기 때문에, 토리노(Torino)[52]의 병원에서 조수로 근무했던 리바 로치는 1890년부터 환자에게 고통을 주지 않고 사용할 수 있는 혈압측정 방식의 개발에 몰두했었다.

1726년 슈테펜 헤일스가 살아 있는 말에 실시했던 '유혈적인' 실험이 오늘날 혈압측정 진단법의 가장 중요한 방식 중 하나가 되는 결과를 가져온 것이다.

? 알고 넘어가기

혈압은 혈관이나 심장에 지배적인 압력이다. 보통 혈압이라고 말할 때는 대부분 동맥혈압을 의미한다. 심장박동이 수축과 이완이라는 두 단계로 이루어져 있기 때문에, 혈압검사 시에는 두 수치를 측정해야 하는데, 심장이 수축하고 혈액이 밀려나갈 때의 수축기혈압과 심장이 이완할 때의 확장기혈압이다. 혈관 내의 압력은 심장이 수축할 때 최고점에 도달한다.

13. 동종요법

새뮤얼 하네만(Christian Friedrich Samuel Hahnemann, 1755~1843)[53]은 동종요법(同種療法)의 창시자인데, 동종요법은 다량으로 사용하면 질병과 유사한 상태를 유발하는 약제를 소량으로 사용하면 모든 질병을 치료할 수 있다는 학설이다.

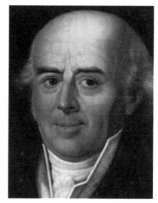

새뮤얼 하네만

하네만을 동종요법으로 이끈 계기는 1796년에 시작한 기나나무[54]의 껍질을 이용한 자기실험이었다.

특히 남미산 기나나무의 껍질에 함유된 알칼로이드는 키니네인데, 당시에 사람들은 열이 나는 여러 가지 병에 키니네를 사용하기 시작했다.

하네만은 나무껍질의 추출물을 복용할 때마다 체온이 상승하는 것을 관찰했다. 하네만은 의약품이 원래의 병상과 유사한 '약물병'을 유발해서 치료를 한다고 확신했는데, '유사한 것을 통해 유사한 것이 치료된다.'는 것이다.

이 유사성법칙이 하네만이 1807년부

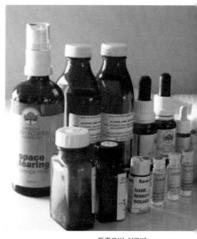

동종요법 치료제

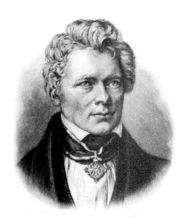

프리드리히 폰 셸링

터 사용한 명칭인 호뫼오파티(Homeopathy)의 원리이다.

하네만은 동종요법과 반대되는 치료법을(질병에 대항하는 약품을 사용하는 정통 의학적 치료) 이종요법(異種療法, Allopathy)이라 불렀다. 하네만은 복용한 약제가 극소량이거나 극도로 희석된 경우에 최상의 효과를 발휘한다는 사실을 발견했다.

그는 1810년에 〈합리적 의술 *Organon der rationellen Heilkunde*〉이라는 저서에서 자신의 치료형태에 관한 원칙을 요약했으며, 이때 아주 영향력이 큰 철학자인 프리드리히 폰 셸링(Friedrich Wilhelm Joseph von Schelling, 1775~1854)[55]의 자연철학 사상을 포함시켰다.

오늘날의 독일에서는 동종요법 치료제가 이 동종요법약전(Das Homopathische Arzneibuch, HAB)의 규정에 따라 단계적인 희석을 통해(D1, D2, D3 등등) 기본 팅크(식물성, 동물성), 광물, 화학제품 등과 비활성 희석제인 주정(酒酊), 증류수, 글리세린, 젖당 등으로 제조된다. 이 외에도 공장에서 생산된 완제품도 있는데, 약국에서 누구나 구입할 수 있다.

14. 혈관전문외과

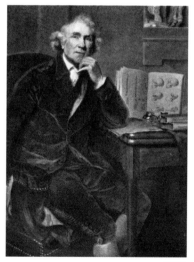

존 헌터(John Hunter, 1728~ 1793)[58]가 생존 시 가장 영향력 있는 외과의사 중 한 사람이 될 거라는 사실을 누가 상상이나 했겠는가? 처음에 헌터는 13살에 학업을 중단한 평범한 학생에 불과했고, 누구도 학문적인 경력을 예측하지 못했을 것이다. 하지만 헌터는 20세에 당시 런던에서 명망 있는 해부학자였던 형 윌리엄의 연구소에서 일을 거들기 시작했다.

존 헌터

그곳에서 헌터는 빠른 시일에 뛰어난 해부학 지식을 습득했는데, 식물에서 고래에 이르기까지 온갖 대상물을 해부하면서 차츰 자신의 독자적인 관찰을 신뢰하였다. 그 사이 외과의사로도 활동했던 헌터는 환자들의 건강을 위해 자신이 알고 있는 사실에서 다수의 새로운 치료방식을 발전시켰다. 예를 들어 '병적인 오금동맥확장'은 그때까지만 해도 환자에게 대부분 출혈과다로 인한 사망이나 다리의 상실을 의미했지만, 헌터는 어느 부위에서 혈관을 비교적 위험 없이 차단할 수 있는지 알고 있었다. 상응하는 부위는 지금까지도 '헌터의 관(내전근관)'이라는 그의 이름을 지니고 있다.

15. 우두를 이용한 예방접종

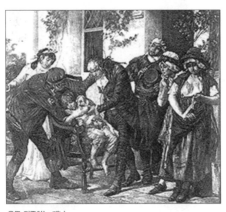

우두 접종하는 제너

아이의 건강에 대한 관심의 증가는 유아사망율의 감소를 가져왔다. 이런 새로운 공공 건강관리에 결정적인 기여를 한 것은 18세기 말 천연두에 대한 효과적인 예방조치를 일반적으로 실시한 것이다. 천연두는 높은 유아사망율의 주된 원인 중 하나였다. 특히 에드워드 제너가 우수한 방식을 개발했다.

제너는 대수롭지 않게 진행되는 소의 병이며, 인간에게 위험하지 않

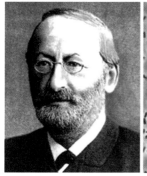

율리우스 콘

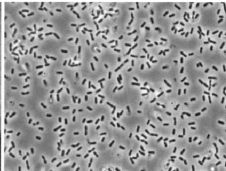

현미경으로 본 박테리아

은 우두에 걸린 젖 짜는 사람들이 거의 천연두에 걸리지 않거나 걸려도 증세가 가볍다는 사실을 알아차렸다. 오랜 관찰 끝에 제너는 그 사실을 연구하기로 결심하였다. 1786년 5월 14일 소젖 짜는 여성인 사라의 손에 난 우두 수포에서 몇 방울의 액체를 채취한 제너는 그 액체를 제임스 핍스(James Phipps)라는 8살 소년의 상처에 주사했다. 우두에서 전형적인 농포가 치유되자 제너는 소년에게 진짜 천연두 균을 감염시켰다. 소년은 건강을 유지했고, 제너가 실험을 반복했음에도 천연두에 면역이 생겼다. 예방접종의 아버지로 간주되는 제너는 1798년 자신의 결과를 발표했다. '종두(Vaccination)'라고도 불리는 제너의 예방접종방식은 빠르게 전 유럽에 전파되었고, 이후 천연두는 더 이상 심각한 병이 되지 못했다.

하지만 예방접종의 정확한 의학적 배경은 그 당시 아직 알려지지 않았다. 누구도 전염병의 원인에 대해 알지 못했으며, 병원체도 발견되지 않았다. 예방접종 목적으로 사용될 수 있고, 대수롭지 않게 진행되는 형태의 질병이 우연히 존재하는 일은 두 번 다시 발생하지 않았다. 1872년 브로츠와프[59]의 식물학자인 페르디난트 율리우스 콘(Ferdinand Julius Cohn, 1828~1898)[60]에 의한 박테리아의 발견이 비로소 다른 백신을 개발할 수 있는 요건을 마련했다. 의사이자 화학자인 루이스 파스퇴르(Louis Pasteur, 1822~1895)[61]는 약화시킨 병균으로 면역성을 부활시켰다. 예방접종은 우리 문명의 필수불가결한 업적이다. 이런 방식으로 소아마비나 결핵 같은 중한 질병들이 극복될 수 있었다.

! 최초의 소아병원

엄마들, 특히 미혼모들이 원치 않은 아이를 내다버리는 일이 매번 발생했다. 중세에는 이른바 기아 양육원을 지어서 그에 대응했는데, 기아 양육원의 외벽에는 회전상자가 설치되어 있었다. 아이를 키울 수 없거나 원치 않은 사람은 한밤중에 몰래 그곳에 아이를 내려놓을 수 있었다. 기아 양육원의 병실이 항상 가득 차고, 사랑을 거부당한 유아들 대부분이 사망하자, 마침내 18세기 말 파리에서 유럽 최초의 소아병원이 설립되었다. 이 소아병원에는 300개의 침대가 있었다.

16. 질병의 진단

뛰어난 영국 의학자들이 질병 진단을 위한 새로운 방식을 발전시켰다. 이들의 이름으로 지금까지도 진단된 질병을 부르는 경우가 많다. 토머스 에디슨(Thomas Addison, 1793~1860)[62]은 에디슨병[63]으로 알려진 부신장애를 발견했다. 그는 1839년에 맹장염을, 1849년에는 '에디슨빈혈(악성 빈혈)'을 기술했다. 리처드 브라이트(Richard Bright, 1789~1858)[64]는 브라이트병이라고도 불리는 신장병을 진단했다. 토머스 호지킨(Thomas Hodgkin, 1798~1866)[65]은 악성 림프종의 하나인 호지킨병[66]을 기술했다. 외과 의사이자 고생물학자인 제임스 파킨슨(James Parkinson, 1775~1824)[67]은 오늘날 파킨슨병[68]이라 불리는 만성 신경질환을 발견했다. 독일 의사인 카를 폰 바제도(Karl Adolf von Basedow, 1799~ 1854)[69]는 바제도병 또는 그레이브스병[70]으로 의학사를 썼던 갑상선질환을 진단했다.

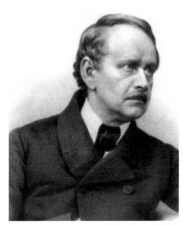

마티아스 야코프 슐라이덴

독일대학에서는 다수의 과학적 발견을 토대로 과거의 체액론을 완전히 배제시켰다. 근본적으로 중요했던 것은 예를 들어 독일의 식물학자인 마티아스 야코프 슐라이덴(Matthias Jakob Schleiden, 1804~1881)[71]의 세포설인데, 이 이론은 생명체의 개별적인 발전을(태생학 참조) 설명하여, 병든 조직을 현미경으로 연구하는 길을 열어 주

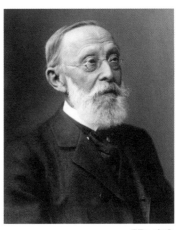

루돌프 피르호

었다. 독일의 해부학자, 생리학자인 테오도어 슈반(Theodor Schwann,

1810~1882)[72]은 나중에 슐라이덴의 이론을 동물의 진화에 적용하였다. 1839년 발행된 자신의 저서인 〈동물과 식물의 구조 및 성장에서 일치성에 관한 현미경 연구 *Mikroskopische Untersuchungen uber die Ubereinstimmung in der Struktur und Wachstum der Tiere und Pflanzen*〉에서 슈반은 식물세포와 동물세포의 세포형태학적 유사성을 제시했다. 특히 슈반세포[73]는 그의 이름을 딴 것이다. 프랑스의 해부학자, 생리학자인 마리 프랑수아 사비에르 비샤(Marie Francois Xavier Bichat, 1771~1802)[74]의 인체조직에 관한 체계적인 연구는 조직학의 기초를 마련했다.

그런데 독일에서는 더 많은 일들이 발생했다. 생물학자인 카를 에른스트 폰 베어(Karl Ernst von Baer, 1792~1876)[75]는 획기적인 태생학적 실험에 성공했는데, 인간의 난세포를 발견한 것이다. 독일의 생리학자인 요하네스 뮐러(Johannes Peter Muller, 1801~1858)[76]는 신경의 특수에너지에 관한 이론을 발전시켰다. 일련의 이례적인 발견의 절정은 병리학자인 루돌프 피르호(Rudolf Virchow, 1821~1902)[77]의 연구였다. 세포가 발병의 진원지라는 그의 학설은 지금까지도 의학의 핵심을 이루고 있다.

17. 생명의 기원

영국의 과학자 찰스 로버트 다윈(Charles Robert Darwin, 1809~1882)[78]은 자연도태를 통해 종의 변화와 새로운 종의 탄생이 실현된다는 설명으로 현대적인 진화론을 확립했다. 그의 연구는 생물학과 지질학 그리고 현대적인 사고에도 영향을 미쳤다. 다윈은 자신의 진화론으로 자연의 진화과정에 관한 생각을 근본적으로 변화시켰다. 그는 모든 생물이 적에 맞서 무장하고, 먹이공급을 최적으로 이용하기 위해 수천 년의 기간에 걸쳐 계속 발전했다는 사실을 입증했다. 다윈은 인간과 원숭이가 태고에 공동의 조상을 가졌다는 사실도 알아냈다.

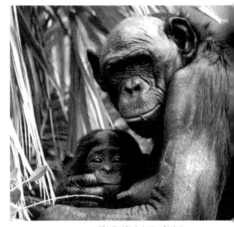

대형 유인원에 속하는 침팬지

이것은 당시로는 아주 이례적인 사고였다. 다윈이 자신의 유명한 저서인 〈종(種)의 기원(起源)〉을 출판하자 대체로 무례한 생각으로 간주되었다. 다수의 사람들이 다윈의 생각을 거부했는데, 아담과 이브를 비롯해서 지구와 모든 생명체가 6일 동안 창조되었다는 성경의 창세기와 양립할 수 없었기 때문이다. 지금은 많은 사람들이 다윈이 가장 위대한 영국 학자라고 믿지만, 여전히 다윈의 이론을 총체적으로 의심하는 사람들도 존재한다.

혁신적이며 '시대에 맞지 않는' 사고가 시대에 뒤진 견해를 배제할 경우에 늘 그렇듯이, 현대 생물학이 다윈의 견해에 동조하기까지는 수년이 걸렸다.

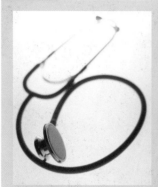

오늘날의 청진기

작동방식이 체내의 소리를 귀로 전달하는 것에 근거하는, 기술적으로 비교적 간단한 청진기는 19세기 초의 발명으로 프랑스 의사인 테오필 라에네크(Theophile Laennec, 1781~1826)[79]로부터 유래한다. 라에네크는 어느 날 비만 때문에 흉곽을 타진할 수 없는 한 여성 환자의 심장을 둥글게 만 종이로 청진하겠단 생각이 들었다고 한다. 그러자 맨 귀로 듣는 것보다 훨씬 더 똑똑하게 들을 수 있었다. 그런 현상을 토대로 사람들은 현대적인 청진기의 원형을 개발했는데, 양 끝이 깔때기 형태로 확장된 나무나 금속으로 만든 관이었다. 1850년 무렵에는 모든 독일 대학에서 청진과 타진 강좌가 보편화되었고, 1868년의 한 교재에는 청진기가 이미 '과학적 의사의 징표'로 표현되었다. 이렇게 청진기는 회의적인 눈길을 받던 프랑스식 유행에서 현대적인 의사를 특정 짓는 도구로 발전했다.

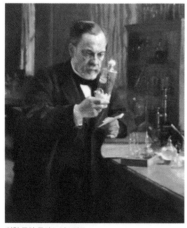

실험 중인 루이스 파스퇴르

18. 백신의 개발

19세기 중반 전염병은 여전히 수많은 사망자를 요구했다. 의사들은 치료 시 대부분 속수무책이었다. 병원체의 형태로 박테리아의 발견이 비로소 예방적인 백신의 개발에 필요한 요건을 조성했다.

세균학 연구에서 중요한 선구

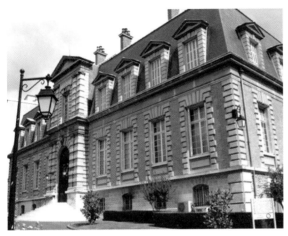

파스퇴르 연구소 전경

자는 화학자이자 물리학자인 루이스 파스퇴르였는데, 그는 질병과 사망에 맞서는 투쟁을 일생의 과제로 삼았었다. 미생물에 대한 그의 관심은 발효문제를 연구하는 데서 비롯된 것이다. 파스퇴르는 처음으로 미생물이 부패와 발효에 관여한다는 사실을 보여 주었다. 그런 관찰을 통해 내열성이 없는 세균을 죽이기 위해서는 식료품을 가열한다는 생각이 뒤를 이었다. 그런 방식으로 식료품의 보관성이 높아졌다. 나중에 사람들은 이런 방식을 발명자의 이름을 따서 파스퇴라이즈(저온살균)라고 불렀다.

파스퇴르는 1877년에 비로소 자신의 연구를 인간의 질병으로 확장시켰다. 이때 원인이 되는 병원체의 퇴치를 직접적인 목표로 삼았다. 다수의 질병이 세균을 통해 유발된다는 확신 속에서 파스퇴르는 약화시킨 병원균을 이용한 면역법을 발견했고, 그런 식으로 닭 콜레라, 탄저병[80] 그리고 특히 광견병(狂犬病, Rabies)[81]에 대한 백신을 개발했다. 1881년 파스퇴르는 그런 목적으로 양을 이용한 실험을 했다. 양떼 중 몇 마리는 약화된 탄저병균으로 예방접종을 한 반면에, 나머지는 예방접종을 하지 않았다. 얼마 후 모든 양들이 치명적인 탄저병균에 노출되었다. 예방접종을 한 양들은 무사히 질병에서 살아남았지만, 다른 양들은 전부 죽었다. 파스퇴르는 닭 콜레라와 광견병의 퇴치를 위해 비슷한 방식을 개발했다. 예방접종 원칙은 1890년대에 디프테리아(Diphtheria)[82], 장티푸스(Typhoid)[83], 콜레라(Cholera)[84] 등에도 확장되었다.

파스퇴르는 생존 시에 이미 국민적 영웅이었으며, 국내외적으로 수많은 표창을 받았다. 프랑스 정부는 평생연금으로 파스퇴르에게 보답을 했을 뿐만 아니라, 파스퇴르를 기리기 위해 '파스퇴르 연구소'라는 독자적인 연구센터를 설립했으며, 파스퇴르는 사망할 때까지 연구소의 초대소장을 역임했다.

19. 임산부들의 구원자

파스퇴르의 근본적인 발견은 1872년 독일의 식물학자인 페르디난트 율리우스 콘이 세균학을 확립하는 데 이바지했고, 그럼으로써 세균학 영역에서 또 다른 성과를 가져왔다. 질병을 유발하는 미생물이 환자로부터 건강한 사람에게 전염되며, 의사가 종종 매개체가 된다는 파스퇴르의 병원균 이론은 광범위한 효과를 미쳤다. 19세기 중반까지 병원의 위생상태가 여전히 높은 사망률을 조장했다면, 1870년대에는 무균의 도입으로 그런 상황이 환자의 건강을 위해 지속적으로 바뀌었다. 병원균 이론의 발전에 특히 중요했던 것은 산욕열(産褥熱, puerperal fever)[85]에 몰두했던 미국 의사인 올리버 웬들 홈스(Oliver Wendell Holmes, 1809~1894)[86]의 획기적인 연구였다.

헝가리의 조산원 이그나즈 필리프 제멜바이스(Ignaz Philipp Semmelweiss, 1818~1865)[87]도 산욕열을 다뤘었다. 제멜바이스는 산욕열의 원인을 발견했는데, 주로 출산 시 상처부위에서 발생

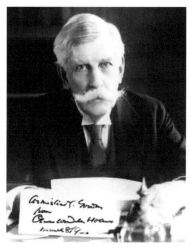

올리버 웬들 홈스

하는 고열을 동반한 화농성 접촉감염이었다. 사람들은 산욕열을 '남성의 손에서 비롯된 여성의 죽음'이라고 불렀는데, 산욕열은 거의 진찰 시 의사의 손을 통해 발생했기 때문이다. 그 당시에는 산모의 90퍼센트가 산욕열로 사망하는 병원도 있었다.

제멜바이스는 손 소독을 실시했고, 그럼으로써 발병을 현저하게 감소시켰다. 하지만 인정을 받는 대신에 동료들의 적대감을 불러일으켰다. 동료들의 무시와 거부는 당연한 일이었는데, 이제 비로소 여성들의 손에서 조산을 쟁취한 마당에, 하필이면 자신들이 여성들의 사망에 책임이 있다는 사실이 견딜 수 없었던 것이다. 제멜바이스는 자신의 인식에 대한 일반의 인정을 생전에 경험하지 못했다. 그는 내인성정신병(內因性精神病, Endogenous psychosis)[88]을 앓았고, 47세를 일기로 되블링

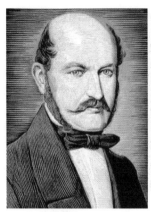

이그나즈 필리프 제멜바이스

(Dobling)[89]의 주립정신병원에서 창상감염으로 사망했다.

1867년 영국의 외과의사 조지프 리스터(Joseph Lister, 1827~1912)[90]가 선보인 페놀(Phenol)[91]을 이용한 수술부위 소독이 외과에 도입되어서 수술실에서 사망률을 급속하게 감소시키자 비로소 제멜바이스는 사후에 인정을 받았다. 리스터와 아직은 초창기인 세균학의 인식을 통해 비로소 임산부의 진찰 전에 손을 세척하는 절차가 일상적인 의료실무에 받아들여진 것이다. 그러기까지는 무수한 산모들이 생명을 잃어야 했다. 지금은 무균분만 시 자가감염 같은 소수의 경우를 제외하면 산욕열은 아주 드문 경우에만 발생한다.

20. 결핵균

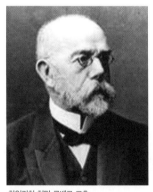

하인리히 허먼 로베르 코흐

파스퇴르와 독일의 의사이자 세균학자인 하인리히 허먼 로베르 코흐(Heinrich Hermann Robert Koch, 1843~ 1910)[92]는 동일한 정도로 중요한 세균학의 창시자로 간주되고 있다. 일반적인 견해에 따르면 이 전문영역의 발전은 의학사에서 가장 위대한 개별성과이다.

수십 년 내로 인류의 오랜 재앙의 원인들이 다수 분리되었는데, 탄저병, 디프테리아, 결핵, 나병, 페스트 등이다. 이것은 대부분 의사이자 세균학자인 코흐의 업적이다. 코흐는 예를 들어 세균학 연구의 토대를 세운 세균의 배양과 염색이라는 획기적인 연구를 볼슈타인(Wollstein)[93]에서 의무관으로 근무하며 시작했다. 코흐는 이 연구로 세균배양의 연구가능성을 개선하는 현미경 검사법을 완성시켰다. 1876년 코흐는 탄저병균에서 살아 있는 미생물을 검출했고, 이 미생물이 전염병의 원인이라고 인식했다. 그는 1880년에서 1904년까지 황실 보건위생국의 임원이었으며, 베를린 대학 위생학 교수였고, 새로 설립된 전염병 연구소의 초대소장이었다.(이 연구소는 그의 이름을 지니고 있다). 동료였던 에밀 아돌프

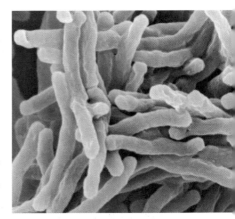

결핵균

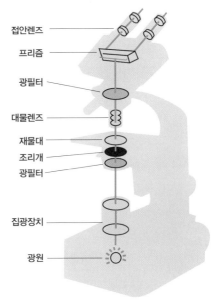

접안렌즈
프리즘
광필터
대물렌즈
재물대
조리개
광필터
집광장치
광원

현미경

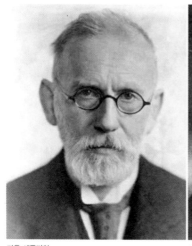
파울 에를리히

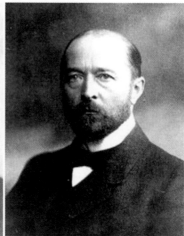
에밀 아돌프 폰 베링

폰 베링(Emil Adolf von Behring, 1854~1917)[94]과 파울 에를리히(Paul Ehrlich, 1854~1915)[95]도 나중에 노벨상 수상자가 되었다. 1882년 코흐는 결핵균을 발견했고, 이로 인해 질병의 진단이 결정적으로 개선되었다. 그 이듬해에 코흐는 콜레라에 집중했는데, 콜레라는 1883년 인도에서 엄청난 규모로 확산되었었다. 코흐는 이 세균도 금세 분리시킬 수 있었고, 특히 식수를 통해 균이 전염된다는 사실을 알아냈다. 이외에도 코흐는 말라리아처럼 곤충을 통해 전염되는 질병도 연구했다. 코흐는 이런 전염병의 예방과 퇴치 가능성을 탐구했다.

로베르 코흐는 현대 의학에 영향을 끼쳤으며, 세균학의 창시자였다. 그는 1905년 생리학과 의학 부문에서 노벨상을 받았다.

21. 죽음의 천사 디프테리아

에밀 아돌프 폰 베링은 현대 면역학의 공동 창립자로 간주되고 있다. '베링의 혈청요법'을 통해 '아이들의 죽음의 천사'인 디프테리아의 공포에서 벗어나게 되었다. 디프테리아는 타액감염을 통해 전파되는 급성 전염병으로 주로 유년기에 발생한다. 디프테리아균은 입과 코를 통해 신체 내에 도달하며, 점막에 기생해서 증식하며 강한 독소를 분비한다. 디프테리아균은 1883년 독일의 세균학자

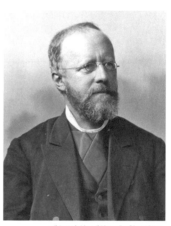

테오도어 알브레히트 에드윈 크레브스

인 테오도어 알브레히트 에드윈 크레브스(Theodor Albrecht Edwin Klebs, 1834~1913)[96]에 의해 발견되었다.

베링의 혈청요법 전에는 디프테리아의 사망률이 대략 75퍼센트에 달했고, 후두디프테리아의 경우에는 심지어 90퍼센트에 이르렀다. 디프테리아에 걸린 아이들의 경우, 의사들은 속수무책으로 아이들의 병상 옆을 지키는 수밖에 없었다. 기도 절개술조차도 아이들의 생명을 구하지 못하는 경우가 많았다. 베링의 혈청요법 덕택으로 사망률은 베링의 발견 전 수치의 10분의 1로 감소했다. 치료혈청의 도입, 특히 디프테리아 집단 예방접종을 통해 1920년대 초부터 수 세대에 걸쳐 사람들이 생명을 보존했고, 1940년 이후로는 이 전염병으로 사망하는 사람이 거의

없게 되었다.

베링은 항체가 들어 있는 혈청을 대량으로 얻기 위해 1891년 의약품 연구가이자 현대 화학요법의 창시자인 파울 에를리히와 성공적인 공동 연구를 시작했다.

22. 범죄자를 위한 새로운 코

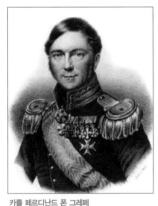

카를 페르디난드 폰 그레페

성형수술은 고대 인도에서 탄생했는데, 인도에서는 국내법에 따라 범죄자와 전쟁포로의 코와 귀를 잘랐다. 고대 인도의 구급의사가 새 코를 만들 때는 일치하는 크기의 피부를 볼이나 이마에서 떼어냈다. 하지만 버팀대를 이용해 콧등을 세우는 걸 알지 못했기 때문에 대체된 코는 고깃덩어리와 흡사했다.

이탈리아 의사인 가스파로 타글리아코치(Gasparo Tagliacozzi, 1546~1599)[97]가 후각기관의 구조가 지닌 비밀을 밝히는 데 성공해서, 1597년 처음으로 그 결과를 과학적으로 설명하자, 사람들은 그의 수술이 신의 섭리에 대한 저주받을 침해라고 배척했고, 그의 연구는 잊혀졌다.

독일의 외과의사 카를 페르디난드 폰 그레페(Karl Ferdinand von Grafe, 1787~1840)[98]가 비로소 1816년에 팔의 피부를 이용한 조비술(造

鼻術)을 재발견하게 된다. 그레페는 1816년 5월 8일 몽마르트르에서 자유를 위한 투쟁을 하던 중 군도에 의해 코를 상실한 한 군인에게 자신이 개선시킨 기술을 사용했다.

23. 질병의 개념

1848년 초 루돌프 피르호는 프로이센(Preussen)[99] 문부성으로부터 오버슐레지엔(Oberschlesien)[100]에서 발생한 발진티푸스[101] 대유행을 분석하라는 지시를 받았다. 피르호는 아주 용감하게 그곳에 사는 사람들의 비인간적인 생활상태가 질병 발생의 근본적인 원인이라고 지적했다. 피르호는 그 해 봄에 발발하는 3월혁명[102]에서 바리케이드 설치자로 참여했으며, 공개적으로 개혁적인 이념을 주장했다.

1849년 피르호는 자신의 참여에 대해 정부로부터 공식적인 견책을 받았지만, 뷔르츠부르크(Wurzburg)[103]대학의 병리해부학 교수로 임명되는 데 방해가 되지는 않았다. 1856년 피르호는 새로 설립된 샤리테의 병리학 연구소 소장으로 다시 베를린으로 돌아온다. 피르호는 지금까지 독일 의학의 모범으로 간주되고 있다.

가장 잘 알려진 피르호의 명제는 다음과 같다. '세포는 세포에서만 생성될 수 있다.' 피르호는 이런 근본적인 인식으로 세포병리학을 확립해서 현대 의학의 시금석을 마련했다. 세포병리학의 형태학적 사고에 따르면 몸 전체가 병이 날 수 있는 것이 아니라, 항상 개별적인 세포나 세포집단이 병에 걸리는 것인데, 피르호는 이런 사고로 질병의 개념을 객

관화시킨 최초의 인물이었다. 체계적인 연구 작업에 몰두했던 피르호는 1858년 생물학 전체에 대한 광범위한 견해가 담긴 〈세포병리학〉이라는 종합적인 작품을 세상에 내놓았다.

24. 구속복과 쇠사슬로부터 해방

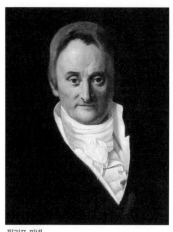

필리프 피넬

19세기 전반부에 정신과 의사인 필리프 피넬(Philippe Pinel, 1745~1826)[104]은 정신병원 수감자들을 쇠사슬로부터 해방시켰다. 그때까지 정신장애자들은 소위 공공에 위험한 미치광이로 범죄자 같은 취급을 받았는데, 사슬로 묶이고 수갑이 채워지거나 그 밖의 방법으로 '잠잠하게' 만드는 경우가 많았다. 이들은 병원의 '정신병동', '독방', '정신병원' 또는 과거에 교도소로 사용되었던 건물의 지하층에 감금되거나 주거지역에서 멀리 떨어진 '정신병자 수용소'로 보내져서 부패하고 범죄적인 간수들의 감시를 받았었다. 불행한 환자들에 대한 비인간적인 처우는 생명을 유지시키는 것으로 제한되었고, 의술은 '머리 냉찜질' 같은 치료나 원심 분리기에 가두는 것이 전부였다. 독일 시인 클레멘스 브렌타노(Clemens Brentano,

1778~1842)[105]는 한 정신병원을 시찰한 후 아주 충격적인 장면을 서술했다. '정신병자들은 돼지처럼 불결한 상태로 목까지 썩은 짚단에 덮인 채 어두컴컴한 용기 안에 누워 있었다. 얼마 안 되는 누더기를 걸친 반나체의 몸으로 너무나 끔찍하게 방치되고 혼란 속에 처해 있어서 누가 남자고 여자인지 알아볼 수 없었다. 해충들로 인해 온 몸이 궤양으로 덮여 있었고, 광란하는 자들은 묶인 사슬 때문에 썩어가는 깊은 상처가 나 있었다……."

피넬은 정신병학을 일반의학에 도입시켜서 정신병 환자들의 사회적·과학적 단절을 깨뜨린 최초의 인물이었다. 그는 차츰 정신병 환자들에게 의학적 방법학과 의료적인 보살핌을 실시했다. 피넬의 연구를 토대로 한 장 에티엔 도미니크 에스퀴롤(Jean Etienne Dominique Esquirol, 1772~1840)[106]의 정신병 환자 입법은 프랑스에서 1805년에서 1838년 사이에 정신병 시설을 새롭게 조직하는 계기가 되었다. 과학적·행정적 정신과 시설로 방향을 돌리는 과정에서 특히 1814년 정신병에 관한 임상강의와 정신병 환자를 위한 보호규정이 도입되었다. 보호규정은 가령 쇠사슬을 구속복으로 완전히 대체할 것, 쇠좆매[107] 사용금지, 하루 여러 번의 식사, 위생상의 기본규칙, 정기적인 왕진 등을 확정했다.

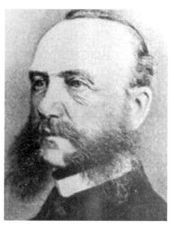

빌헬름 그리징거

얼마 후 독일에서 과학적 정신의

학의 창시자인 빌헬름 그리징거(Wilhelm Griesinger, 1817~1868)[108]는 피넬이 닦아놓은 길을 걸어갔다. 그리징거는 대학정신과를 발기해서 독일 정신의학이 세계적인 명성을 얻게 했다. 원래 내과의사로 활동했음에도 불구하고 그리징거는 사회정신의학의 선구자로도 인정을 받았다. 그리징거가 1865년부터 활동했던 베를린 샤리테의 정신과에서도 당시에는 정신병 환자를 환자로 여기지 않는 풍조가 지배적이었다. 이들은 특히 자업자득으로 불행을 당한, 신으로부터 벌을 받은 죄인으로서 인간존재의 최하위 등급에 속하는 사람들이었다. 치료방식은 그에 걸맞게 비인간적이었고 심지어 야만적이었다.

25. 앰뷸런스

그는 황제 나폴레옹 1세(Napoleon Bonaparte, 1769~1821)[109]의 주치의였으며, 절단술에 관한 외과적 방식을 개선했지만, 가장 위대한 인도적 공적은 부상자들을 위한 앰뷸런스의 설립이었다. 따라서 도미니크 장 래리(Dominique Jean Larrey, 1776~1842)[110]가 '응급의사들의 아버지'로 불리는 것은 당연한데, 응급환자 치료 시 지금도 그 본질에 있어서 유효한 조직 및 치료원칙을 마련했기 때문이다.

전쟁터에서 부상당한다는 사실은 19세기 초까지 죽음과 거의 같은 의미였는데, 총탄, 포탄, 총검 등에 의해 부상을 당하거나 불구가 된 군인들은 즉각적인 의사의 도움 없이 방치되었기 때문이다. 여러 날이 지나서 전쟁의 승패가 갈린 후에야 비로소 소수의 생존자들을 모을 수 있었다. 그러면 수레에 실린 채 험한 길을 따라 멀리 떨어진 후방에 있는 야전병원으로 옮겨졌다. 야전병원은 대부분 교회나 공공건물 또는 가능한 한 강물에 인접한 장소에 설치되었다. 부상자들은 담요나 짚을 깔지 않은 차가운 돌바닥에 누운 채 의사의 도움을 기다려야 하는 경우가 대부분이었다. 하지만 거의가 창상감염, 파상풍(破傷風, Tetanus)[111], 가스 괴저(Gas gangrene)[112] 등에 의해 그 전에 이미 생명을 잃었다. 그럼

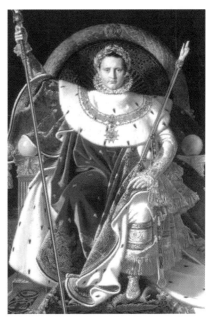

나폴레옹 1세(앵그르의 회화, 1806)

에도 이런 야전병원은 불구가 될지언정 살아남는 유일한 기회였다.

1729년부터 오스트리아와 프로이센을 상대로 전쟁을 벌였던 프랑스 혁명군에서 군의관으로 복무했을 때 이미 부상을 당하거나 불구가 된 군인들의 혹독한 운명은 래리에게 충격을 주었다. 래리는 자원봉사자, 간호병들과 함께 전쟁터에서 부상당한 전우들을 사선 바로 뒤로 빼내오게 된 동기에 대해 이렇게 말했다. '의사는 인도주의 정신의 후원자여야 한다……. 의사는 죄 없는 사람과 죄 있는 사람에게 똑같이 붕대를 감아줘야 한다. 의사에게 상관이라면 병든 생명체뿐이다.' 래리는 이런 견지에

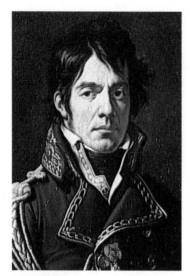

도미니크 장 래리

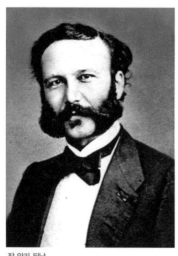

장 앙리 뒤낭

서 적군의 부상자들도 치료를 했는데, 물론 그 때문에 많은 비난을 받았다.

나중에 주임의사가 되자 래리는 모든 저항을 물리치고 '앰뷸런스'라는 착상을 관철시켰다. 처음에는 3명의 기마 외과의와 간호병 1명으로 이루어진 부대였다. 이들은 응급처치를 제공하기 위해 붕대용품과 외과도구를 실은 말들을 몰고 다녔다. 이런 식으로 응급처치부대가 탄생했는데, 이들은 가벼운 쌍두마차에 붕대용품이나 도구 외에 세척을 위한 대야와 부상자 2명을 수용할 수 있는 바구니를 싣고 다녔다. 그래서 전쟁터에서 이미 지혈을 하고, 응급붕대를 감고, 응급절단을 실시할 수 있었는데, 최전선 후방에 있는 야전병원으로 수송하는 도중에 실질적인 생존기회를 가질 수 있도록 부상자들을 안정시키는 조치들이었다.

프랑스의 본보기를 따른 앰뷸런

스는 프로이센의 군병원제도를 새롭게 편성하는 기초가 되었는데, 바로 그 해에 프로이센의 장관인 하인리히 슈타인(Heinrich Friedrich Karl vom und zum Stein, 1757~1831)[113]은 새로운 군병원제도를 관철시켰다. 앰뷸런스만 모방하고 개선한 것이 아니라, 부상당한 적군병사에게도 도움을 제공하려는 의도도 가능한 한 실행했다. 하지만 1864년 '국제적십자' 의 설립에 이바지했던 박애주의자 장 앙리 뒤낭(Jean Henri Dunant, 1828~1910)[114]의 발의가 비로소 일반적인 성공을 마련했다. 군의관들 중에는 부상자와 앰뷸런스를 중립으로 선언하자고 제안하는 사람들도 있었다.

26. 마취의 시작

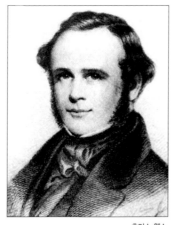

1844년 12월 10일 미국의 치과의사인 호러스 웰스(Horace Wells, 1815~1848)[115]는 하트퍼드(Hartford)[116]에서 한 유랑극단의 공연을 지켜보고 있었는데, 공연에서 특별한 인기 종목은 지원자가 웃음가스(아산화질소)[117]를 흡입하는 것이었다. 웰스는 실험참가자 중 한 사람이 공연 도중에 종아리가 갈라지는 심한 부상을 입었는데도 고통스런

호러스 웰스

반응을 보이지 않는 것을 관찰했다. 직감적으로 그 사건이 지닌 엄청난 의미를 알아차린 웰스는 다음날 오전 자신의 사랑니 한 개를 뽑게 했다. 웰스는 전혀 통증을 느끼지 않았다. 다수의 환자에게 가스의 효력을 확인한 다음 웰스는 5주 후 자신의 발견을 세상에 알렸다. 그는 보스턴(Boston)[118] 종합병원에서 무통 발치를 실시하려 했지만 시도는 실패했고, 관중들로부터 야유를 받았다.

1848년 낙담한 웰스는 자살을 하였다. 하지만 마취의 발전은 막을 수 없었다. 1846년 10월에 이미 웰스의 제자였던 윌리엄 토머스 그린 모턴(William Thomas Green Morton, 1819~1868)[119]은 웰스가 실패했던 동일한 장소에서 에테르(Ether)[120]를 이용한 최초의 임상 마취에 성공했다. 1847년 에든버러(Edinburgh)[121]에서는 클로로포름(Chloroform)[122]이 마취제로 도입되었다. 그 후 몇 년이 지나자 세계의 모든 수술실에서는 마취하에서만 수술이 진행되었다.

❓ 알고 넘어가기

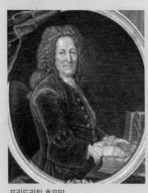

프리드리히 호프만

1841년 베스트팔렌(Westfalen)[123] 출신의 의사인 프리드리히 호프만(Friedrich Hofmann)은 자신이 제작한 검이경에 관해 기술했다. 이 검이경은 촛불이나 석유 램프를 이용해 거리를 좁힐 경우보다 쉬운 관찰을 허용했다. 의사의 오른손은 다른 검사를 위해 자유로운 상태였다. 이 발명은 뷔르츠부르크의 이비인후과 의사인 안톤 프리드리히 폰 트뢸치(Anton Friedrich von Troltsch, 1828~1890)[124]가 15년 후 모방해서 실행하기까지 거의 관심을 받지 못했다. 이 도구에서 마침내 이비인후과 의사의 상징이 된 현대적인 액대경(額帶鏡, Lupe)[125]이 발전했던 것이다.

하지만 사용한 세 가지 방식 모두 위험을 내포하고 있었다. 웃음 가스는 실패하는 경우가 많았고 질식으로 인한 사망을 유발했으며, 그 사이 에테르 마취는 폐합병증과 다른 돌발사고를 야기했으며, 클로로포름 마취는 이따금 심장마비와 사망을 초래했다.

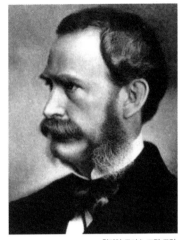

윌리엄 토머스 그린 모턴

27. 물의 치유력

서배스천 크나이프(Sebastian Kneipp, 1821~1897)[126]는 지금도 일반적으로 인정을 받고 있는 크나이프 요법의 창안자이다. 이 요법은 원칙적으로 물수건을 감거나 물을 붓는 방식인데, 이를테면 등에 붓기, 무릎에 붓기, 허벅다리에 붓기, 상체에 붓기 등이다. 유명한 그의 저서로는 〈나의 수치법 *Meine Wasserkur*〉이 있는데, 1886년 초판이 발행되었다. 다른 저서로는 〈이런 식으로 살아야 한다 *So sollt ihr leben*〉가 있다.

신학생으로 각혈을 수반하는 심한 폐질환을 앓았던 가난한 직조공의 아들인 크나이프는 요한 지그문트 안(Johann Siegmund Hahn, 1696~1773)[127]의 〈신선한 물의 놀라운 치유력〉이란 책을 읽은 후 도나우(Donau) 강[128]에서 얼음처럼 차가운 목욕을 통해 효과적인 자가치료를

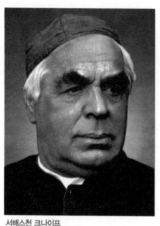

했다고 한다. 크나이프는 목회적 활동과 더불어 '민간요법 치료실'을 운영하기 시작했는데, 세계적으로 잘 알려진 요양소로 발전했다.

수치법의 창시자인 크나이프는 돌팔이 의사라는 비난을 자주 받았다. 이 유용한 치료방식은 시간이 아주 많이 흐른 후에야 비로소 과학적으로 뒷받침되었다.

서배스천 크나이프

28. 뢴트겐선

빌헬름 콘라드 뢴트겐(Wilhelm Conrad Rontgen, 1845~1923)[129]이 우연히 자신의 이름을 딴 광선을 발견하고, 곧바로 사용가능성을 시험했을 때, 새로운 의학시대가 시작되었다. 100여 년 전부터 뢴트겐선[130]은 '방사선 투시'와 '방사선 촬영'의 형태로 거의 모든 의학검사의 기반이다. 또한 컴퓨터 단층촬영(Computed Tomography, CT)[131], 양전자 방출 단층촬영(Positron Emission Tomography, PET)[132], 자기공명 영상법(Magnetic resonance imaging, MRI)[133], 초음파 검사[134], 컴퓨터 조영 엑스레이 촬영법(Digital subtraction angiography, DSA)[135] 같은 현대 의학적 진단방식들도 결국 뢴트겐선을 이용한 사진처리 방식의 발전에 기초하고 있다.

1895년 11월 8일 저녁 뢴트겐 교수는 뷔르츠부르크에 있는 자신의 연구소에서 실험을 하고 있었다. 그는 음극선관을 빛이 투과하지 못하는 검은색 종이로 싼 후 10,000볼트의 전압을 걸었다. 캄캄한 연구실에 갑자기 밝은 빛이 나타났다. 작업현장에 놓여 있던 수정이 형광을 발한 것이다. 그러자 뢴트겐은 사이안화백금바륨을 칠한 판 위에서 자기 손의 뼈 구조를 보았다.

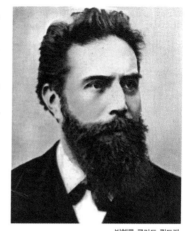

빌헬름 콘라드 뢴트겐

2개월 후 뢴트겐은 뷔르츠부르크의 물리학 · 의학 학회에서 자신이 발견한 'X선'에 관한 강연을 하고 우레와 같은 박수갈채를 받았다. 과학자와 의사들은 의학, 원료검사, 공학 등에서 '새로운 형태의 광선'이 갖는 의미를 깨달은 것이다.

세상은 누구나 말 그대로 뢴트겐선을 소유했는데, 뢴트겐이 자신의 "발견과 발명은 일반대중의 소유이며, 특허나 라이선스 계약 같은 것을 통해 개별 기업에 유보되어서는 안 된다."고 선언했기 때문이다. 1901년 뢴트겐은 최초의 노벨 물리학상을 수상했다.

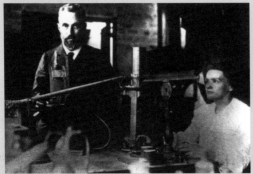

실험 중인 마리와 피에르 퀴리

1898년 연구가 부부인 마리 퀴리(Marie Curie, 1867~1934)[136]와 피에르 퀴리 (Pierre Curie, 1859~1906)[137]는 라듐(Radium)[138] 원소를 발견했다. 라듐은 오랜 기간 암 종양 치료에 중요한 역할을 했다. 방사선은 살아 있는 세포를 손상시키는데, 건강한 세포보다 암 종양 세포를 훨씬 더 강하게 훼손시킨다. 그래서 정확한 방사선 조사(照射)를 통해 건강한 조직이 지나치게 피해를 입지 않으면서 암 종양을 파괴할 수 있었다.

29. 새로운 수술 기술

현대적인 수술기술의 창시자로서 테오도어 빌로스(Christian Albert Theodor Billroth, 1829~1894)[139]는 19세기의 가장 중요한 외과의사에 속한다. 그는 위-장-외과의 창안자인데, 이와 관련된 위절제술이라는 그의 수술기술을 통해 의학에 전혀 새로운 작업영역이 전개되었고, 환자에게는 치유에 이르는 새로운 길이 열렸다. 이외에도 빌로스는 기존의 수술방식을 개선했고, 전혀 새로운 방식을 개발했다. 여기에는 후두의 완전한 절개, 암일 경우 후두 제거술, 설암(舌癌, Tongue cancer)[140]이나 갑상선 질환 시 식도수술, 간, 비장, 방광수술, 질의 자궁제거 등이 속한다.

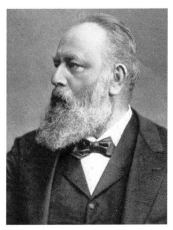

테오도어 빌로스

빌로스의 수술적인 성공을 가능케 했던 것은 살균 소독의 도입이었다. 그래서 빌로스는 기술적·조직적·인적 병원제도와 간호제도의 중요한 후원자였다.

빌로스는 그라이프스발트(Greifswald)[141]와 괴팅겐(Gottingen)[142], 베를린에서 의학을 공부했다. 1853년에는 베를린에서 베른하르트 폰 랑겐벡(Bernhard Rudolf Konrad von Langenbeck, 1810~1887)[143]의 조수가 되었고, 그곳에서 성형수술의 기초와 외과도구의 구조를 배웠다. 그라이프스발트의 병리학 정교수로 오라는 초빙을 거절한 빌로스는 그 대신에 1860년 취리히의 외

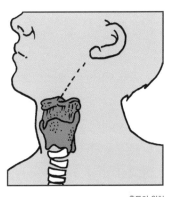

후두의 위치

과의학 교수직을 맡기로 결심한다. 특히 학문적인 관계에서 아주 성공적이었던 취리히 기간 동안 잘 알려진 병리해부학 논문을 집필했다. 이

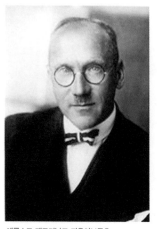

논문에서 '과학적 해부학'에 대한 토대를 마련해서 나중에 에른스트 폰 베르크만(Ernst Gustav Benjamin von Bergmann, 1836~1907)[144], 아우구스트 비어(August Karl Gustav Bier, 1861~1949)[145], 에른스트 페르디난드 자우어브루흐(Ernst Ferdinand Sauerbruch, 1875~1951)[146] 등과 함께 큰 개가를 이룰 수 있었던 수준으로 자신의 전공분야를 향상시켰다.

에른스트 페르디난드 자우어브루흐

30. 광명의 천사

부유한 집안의 딸로 태어난 플로렌스 나이팅게일(Florence Nightingale, 1820~1910)[147]은 병든 사람들의 간호를 필생의 과제로 여겼다. 나이팅게일은 '광명의 천사(The Lady with the Lamp)'로 세상에 알려졌는데, 지금도 영국 간호제도의 조직자로 간주되고 있다.

1854년 10월 4일 나이팅게일은 38명의 간호사와 함께 크림전쟁(Crimean War)[148]의 부상자들을 돕기 위해 위스퀴다르[149]에 도착했다. 그 후 몇 개월간 나이팅게일은 자발적으로 참여한 다른 간호사와 자원봉사자들로 정선된 팀을 결성했는데, 전쟁이 끝날 때까지 125명의 간호인력이 그녀의 지휘하에 있었다. 부상당한 병사들의 간호는 열악한 외부조건을 견뎌야 했고, 불충분한 위생시설 때문에 발생한 유행성 콜레라로 인해 부담이 가중되었다. 그럼에도 불구하고 간호사들이 이룬 조직상의 성공은 압도적이었다. 그 사이 간호사들은 4,000명의 병사에게 의복과 일상용품을 공급했다.

영국으로 돌아온 후 나이팅게일은 자신의 경험을 〈병원 노트〉에 공개하고, 간호사의 원칙을 〈간호 노트〉에 요약했는데, 이 책들은 각각 1859년과 1860년에 출판되었다. 나이팅게일은 모금한 자금으로 1860년 6월 15일 런던에 있는 성 토머스 병원에 '나이팅게일 간호사 양성소'를 창설할 수 있었는데, 이 학교는 영국 최초의 간호사학교로, 의사의 지도하에 현대적이고 과학적인 기준에 따라 간호사 전문교육을 실시했다.

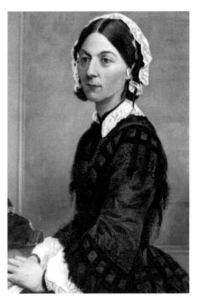

플로렌스 나이팅게일

註 ―――――――――――――――――――

1) 1483년 11월 10일 작센안할트 주 아이슬레벤에서 출생한 독일의 종교 개혁자이자 신학자이다. 면죄부 판매에 '95개조 논제'를 발표하여 교황에 맞섰으며, 이는 종교개혁의 발단이 되었다. 신약성서를 독일어로 번역하여 독일어 통일에 공헌하였으며, 새로운 교회 형성에 힘써 '루터파 교회'를 성립하였다. 주요 저서로는 〈그리스도인의 자유에 대하여〉(1520), 〈로마서 강의〉(1515~1516) 등이 있다.

2) 마인츠 출생인 독일의 인쇄술 창시자이며 근대 활판인쇄술의 발명자이다. 1450년경에 인쇄공장을 만들어 인쇄술을 발전시켰으며, 〈구텐베르크 성서〉를 출판하였다. 구텐베르크와 제자들에 의한 인쇄술의 보급은 종교개혁과 과학혁명을 촉진하였다.

3) 아인지델른에서 태어난 스위스의 의학자이자 화학자로 학문세계의 중세적 풍습의 타파에 주력하였다. 의학 속에 화학적 개념을 도입하는 데 힘써서 '의화학'의 원조가 되었다.

4) 스위스 바젤슈타트 주의 주도로 프랑스 및 독일과 접경하는 국경도시이다. 주민의 2/3는 프로테스탄트이며, 대부분이 독일어를 사용한다. 내륙국 스위스를 바다와 연결시키는 위치에 있으며, 1924년에 신설된 라인 항구는 공업원료, 연료를 수입하고 제품을 수출한다.

5) 영어로는 Brussels, 프랑스어로는 Bruxelles로 표기한다. 벨기에 수도 브뤼셀 지구(地區)는 19개의 시(市)가 합병하여 이루어진 곳으로 수도 브뤼셀은 일반적으로 지역 전체를 뜻한다. 그중 가장 중심이 되는 브뤼셀 시는 이 지구의 수도로서 벨기에를 대표하고 정치, 경제, 문화, 학문의 중심지로써의 역할을 감당한다. 해마다 많은 국제회의가 열리며, 유럽연합 및 북대서양조약기구(NATO) 본부도 이곳에 있어 서유럽의 수도 구실을 하고 있다. 세 가지 다른 언어를 쓰는 민족이 섞여 사는 나라의 수도인 브뤼셀에서는 공식 언어로 프랑스어와 네덜란드어가 인정되지만 실질적으로는 85~90%의 시민이 프랑스어를 사용하고 있다.

6) 벨기에의 해부학자로 근대 해부학의 창시자이다. 1543년 저서 〈인체해부에 대하여〉는 갈레노스의 인체 해부에 관한 학설의 오류를 하나하나 지적하여 정정하였으며, 의학 근대화의 새로운 기점이 되었다.

7) 이탈리아 베네토 주의 주도로 영어로는 베니스(Venice)라고 한다. 베네치아 만 안쪽의 석호(潟湖 : 라군) 위에 흩어져 있는 118개의 섬들이 약 400개의 다리로 이어져 있다. 섬과 섬 사이의 수로가 중요한 교통로가 되어 독특한 시가지를 이루며, 흔히 '물의 도시'라고 부른다.

8) 네덜란드 출신의 화가이자 그래픽 예술가이다. 상부 라인탈 계곡 출신으로 젊은 여성과 베네치아로 도망가서 티치아노(Tiziano)의 제자가 되었다고 한다. 칼카르의 작품은 스승과 워낙 흡사해서 구분하기 힘든 경우가 많았다고 한다. 가장 유명한 작품으로는 베살리우스의 〈인체해부에 대하여〉를 위해 그린 해부학 삽화가 있다.

9) 이탈리아 에밀리아로마냐 주의 주도로 아펜니노 산맥 북쪽 기슭, 로마시대부터 있는 에밀리아 가도에 있다. 중세 이래로 유럽의 학문과 예술의 중심지로서 유명하였으며, 11세기에 창설된 볼로냐 대학은 법학의 볼로냐파와 함께 널리 알려졌다. 17세기에는 회화(繪畵)에서 볼로냐파가 크게 활약하였다. 아케이드가 있는 거리 · 시청사 · 궁전 등이 남아 있어 중세를 회상케 한다.

10) 이탈리아 캄파니아 주에 있는 도시로 살레르노 만을 바라보는 항구도시이며 나폴리 남동쪽 약 50km 지점에 있다. 9세기부터 이 지역에서 라틴어, 그리스어, 아랍어, 헤브라이어의 연구와 특히 그것을 밑

바탕으로 하는 의학 연구가 성하여 중세 유럽 때는 과학의 중심을 이루었다.

11) 피렌체 근교의 빈치에서 출생한 르네상스 시대의 이탈리아를 대표하는 천재적 미술가, 과학자, 기술자, 사상가로 15세기 르네상스 미술은 그에 의해 완벽한 완성에 이르렀다고 평가받는다. 조각, 건축, 토목, 수학, 과학, 음악에 이르기까지 다양한 방면에 재능을 보였다. 르네상스의 가장 훌륭한 업적, 즉 원근법과 자연에의 과학적인 접근, 인간신체의 해부학적 구조, 이에 따른 수학적 비율 등이 그에 의해 완벽한 완성에 이르게 되었다. 〈최후의 만찬〉, 〈모나리자〉, 〈동굴의 성모〉, 〈동방박사의 예배〉 등의 뛰어난 작품이 있으며, 르네상스를 대표하는 가장 위대한 예술가일 뿐만 아니라, 지구상에 생존했던 가장 경이로운 천재 중 하나다.

12) 쌍떡잎식물 합판화군 꼭두서니목 인동과의 낙엽활엽 관목으로 전 세계적으로 20~30종이 있으며, 한국에서는 딱총나무로 불린다. 유럽의 삼부커스는 높이가 1~15m이며 꽃은 대부분 흰색이고, 꽃잎은 5장이다. 열매는 핵과로 익으면 검은색, 푸른색, 붉은색을 띤다.

13) 부르제르생 출생의 프랑스 외과의사로 '근대 외과의학의 아버지'로 불리며, 체험을 바탕으로 쓴 많은 저서, 논문이 〈파레 전집〉(1557)으로 출판되었다. 1536년 프랑수아 1세의 군대에 들어가 군의관으로서 종군하여 총상치료 등 많은 경험을 쌓았으며, 종래의 화염법(火炎法)이나 열유(熱油)에 의한 소작(燒灼) 대신에 동맥을 결찰(結紮)하는 방법을 취하였다.

14) 독일어로 송백과 식물의 줄기를 벗겼을 때 흘러내리는 끈끈한 진을 의미한다.

15) 이탈리아 아콰펜덴테 출생의 해부학자로 1565년에 파도바 대학 해부학 교수가 되었다. 파도바 대학에 현재도 보존되고 있는 해부학 강당은 그 자신이 비용을 들여서 세운 것이다. 정맥판(靜脈瓣)에 대하여 연구하였으며, 비교발생학(比較發生學)에 관해서 연구업적을 남겼다. 저서로 〈태아 형성에 관하여〉(1600), 〈정맥의 판막에 관하여〉(1603)가 있다.

16) 영국 켄트 주 포크스턴 출생의 의학자이자 생리학자로 인체의 구조와 기능, 특히 심장과 혈관의 생리에 대해 연구하여 심장의 박동을 원동력으로 하여 혈액이 순환된다고 주장했다. 또한 동물의 발생에 관해서도 실험 연구를 하고 '모든 생물은 알에서 생겨난다.'고 주장했다. 주요 저서로는 〈동물의 심장과 혈액의 운동에 관한 해부학적 연구〉(1628), 〈동물발생론〉(1651) 등이 있다.

17) 피사에서 태어난 이탈리아의 천문학자, 물리학자, 수학자로 진자의 등시성 및 관성의 법칙을 발견하였으며, 코페르니쿠스의 지동설에 대한 지지 등의 업적을 남겼다. 지동설을 확립하려고 쓴 저서 〈프톨레마이오스와 코페르니쿠스의 2대 세계체계에 관한 대화〉는 교황청에 의해 금서로 지정되었으며 이단행위로 재판을 받기도 했다. 그 밖의 저서로는 〈두 개의 신과학(新科學)에 관한 수학적 논증과 증명〉 등이 있다.

18) 비수아 강(江) 근처 토룬 출생의 폴란드 천문학자로 지동설을 착안하고 그것을 확신하게 된 시기는 명확하지 않으나 저서 〈천체의 회전에 관하여〉(전4권)는 1525~1530년 사이에 집필된 것으로 추측되고 있다. 그러나 그가 생각한 태양계의 모습은 현재 우리가 생각하는 태양계와는 다르다.

19) 정신장애인이 일으키는 임상적 정신증세 또는 정신현상을 관찰하고 기술(記述)·분석하여 과학적 파악을 목적하는 정신의학의 한 분야.

20) 시리아 출생의 만능학자로 청소년 시절 다마스쿠스에서 의학을 공부했으며, 최우수학생으로 카이로에

있는 나시리 병원의 장학생이 된 후 나시리 병원장이 되었다. 그의 특별한 업적은 폐순환을 처음으로 기술한 데 있다. 그의 발견은 갈레노스와 아비세나의 작품을 통해 알려진 체액 병리학과 정면으로 대립했으며, 부분적으로 17세기에 영국 의사 윌리엄 하비가 발견한 혈액순환을 앞서는 것이었다. 하지만 하비와는 달리 경험에 의존한 것이 아니라, 추상적인 이론의 결과였기 때문에 중세 아랍 의학자들로부터 거의 완벽하게 무시를 당했다.

21) 나발왕국 투델라에서 출생한 스페인의 신학자이자 의학자로 처녀작은 〈삼위일체론의 오류〉(1531)이다. 1536년 이후 파리에서 의학을 공부하고 혈액 등에 관하여 연구하기도 하였으나, 또다시 신학으로 돌아가 삼위일체론을 부정하였기 때문에 이단자로 선고되었다. J.칼뱅의 제의로 화형(火刑)에 처해졌는데, 훗날 칼뱅의 과오라는 비판이 일어, 1903년 처형지인 제네바 근교에 속죄기념비가 세워졌다.

22) 교황령 파노(Fano)에서 태어난 제231대 교황(재위 1592~1605)으로 가톨릭 개혁운동 시대의 마지막 교황이다. 앙리 4세를 프랑스의 왕으로 인정하였으며, 에스파냐의 영향력에서 벗어나기 위해 힘썼다. 성 프란체스코의 가톨릭 개혁을 지지하였고, 불가타 성서의 개정본을 만들어 표준성서로 공인하였다.

23) 이탈리아 아레초 출생의 의사, 철학자, 식물학자로 식물분류학의 선구자이다. 파도바 및 피사 대학에서 철학과 의학을 공부하였고, 1567년 피사 대학 교수, 1592년 로마 대학 교수가 되었다. 처음에는 식물을 높이에 따라 분류하였고, 나아가 꽃과 과실 등 수정기관(受精器官)에 의거한 분류체계를 창안하여 J.레이, C.린네 등에게 큰 영향을 주었다. 저서인 〈식물학〉(1583)은 그 견해를 간추린 것이다. 1593년에는 혈액순환의 존재를 주장함으로써 혈액순환의 발견자인 W.하비에 앞섰다.

24) 크레발코레 출생의 이탈리아 과학자로 현미 해부학의 창시자이다. 모세혈관 내의 혈행을 발견하고, 동맥에서 정맥으로의 이행을 관찰하여 혈액순환론을 완성하였다. 신체 내장의 미세 구조에 관한 중요한 연구가 있고, 곤충의 배설기관인 말피기관과 신장의 신소체(말피기소체)를 발견하였다.

25) 영국 출신의 의사이자 임상의학자로 철저한 임상 관찰과 경험, 자연치유를 중시하였으며, 성홍열, 무도병에 관해서도 연구하고, 의료에 아편을 도입하였으며, 말라리아 치료 시에 키니네 사용을 대중화하였고, 철결핍성 빈혈 치료를 위해 철분을 사용했다. 〈의학의 관찰〉(1676)이란 명저를 집필했는데, 이후 2세기 동안 의과대학의 표준 교과서로 쓰였다. 1683년에 발표한 통풍(痛風)에 관한 논문 역시 불후의 명저로 알려져 있다.

26) 영국의 건축가이자 천문학자이다. 영국 르네상스 건축의 지도자로, 그의 고전주의를 기초로 하여 교묘한 독창적 수법을 섞은 작품은 영국 건축의 규범이 되었다. 그는 런던에 있는 53개의 교회들을 설계했는데 그중에는 세인트 폴 성당도 포함되어 있다. 다방면에 걸친 그의 관심은 의학영역에도 진보를 가져왔는데, 최초의 체계적인 주사는 그로부터 유래한다. 주사바늘이 아직 발명되지 않았기 때문에, 렌은 비스듬하게 자른 나이팅게일의 허벅다리 뼈를 이용했다.

27) 생체 내부를 순환하고 있는 혈액의 일부가 혈관 속에서 굳어져서 생긴 혈액응괴(血液凝塊).

28) 혈류나 림프류에 의해 맥관계(脈管系, 혈관 및 림프관) 속으로 운반되어 온 여러 부유물이 가는 혈관강(血管腔)의 일부 또는 전부를 막은 상태.

29) 뇌졸중은 뇌기능의 부분적 또는 전체적으로 급속히 발생한 장애가 상당 기간 이상 지속되는 것으로, 뇌혈관의 병 이외에는 다른 원인을 찾을 수 없는 상태를 일컫는다. 뇌졸중에는 뇌혈관이 막혀서 발생하는

뇌경색(허혈성 뇌졸중)과 뇌혈관의 파열로 인해 뇌 조직 내부로 혈액이 유출되어 발생하는 뇌출혈(출혈성 뇌졸중)이 있다.

30) 영국의 의사로 1666년부터 런던에서 개업을 했으며, 로열 소사이어티의 회원이었다. 동물실험에서 정맥피와 동맥피의 차이를 보여 주었으며, 동맥피가 선홍색인 원인을 폐 내부 공기와의 접촉에서 찾았다.

31) 프랑스의 의사. 파리 대학 교수로 최초의 인체수혈법을 창시하였다. 기록에 의하면 몇 차례의 동물실험을 거쳐, 1667년 새끼양의 동맥피를 빈혈이 심한 16세 소년의 정맥에 주사해서 성공했다고 한다. 그 후 사람의 피로도 시험했지만 완전한 성공을 거두지는 못했다. 파리 대학 학자들의 반대로 금지에 가까운 제한을 받았다.

32) 성 빈센트. 랑드 출생의 프랑스 가톨릭 교회 자선가로 빈센트 수도회의 창립자이다. 1737년에 시성(諡聖)되어 모든 자선사업의 수호성인으로 되었다.

33) 파리에서 출생하였으며, 어린 시절부터 수도원에 맡겨져 교육을 받으며 자랐다. 22살에 앙투안 드 그라와 결혼하여 아들을 낳았고, 남편이 사망하자 성 빈센트와 함께 '애덕의 딸 수녀회'를 설립하여 평생 병자들을 돌보았다. 1960년 교황 요한 23세에 의해 모든 크리스천 사회사업가들의 주보성인으로 선포되었다.

34) 윌트셔 주 그레이트 베드윈 출생의 해부학자이자 의사로 1664년에 출간한 〈뇌의 해부학〉은 오늘날에는 고전이 되었지만 거기에 나오는 '윌리스의 동맥륜(動脈輪)'은 그 뒤로 모든 해부의 명명에 채용되고 있다. 당뇨병을 연구하여 갈증, 다뇨(多尿) 등 그 증세를 상세히 기록하고, '설탕이나 벌꿀이 들어 있는 것처럼 오줌에 단맛이 있다.'고 한 유럽 최초의 의사로 알려져 있다.

35) 급성 또는 만성으로 근육이나 관절 또는 그 근접조직에 동통(疼痛), 운동장애, 경결(硬結)을 일으키는 질환.

36) 단백질의 일종인 푸린체(體)의 대사이상(代謝異常) 질환으로 유전적 관계를 인정할 수 있으며, 남자에 압도적으로 많고 30대에 발병한다. 생성이 증가한 푸린체가 분해하여 요산(尿酸)이 대량 만들어지고 신장에서 배설되지 않게 되어 체내에 축적되어 요산나트륨의 결정으로 조직에 침착함으로써 염증을 일으키는 질병이다.

37) 합스부르크가(家)의 독일(신성로마), 오스트리아 황제(재위 1519~1556). 보름스 국회를 소집하여 루터에게 주장 철회를 요구했으나 실패했다. 전제적 태도로 가톨릭 제후들의 반감을 사 고립에 빠진 후, 루터주의의 정치적 권리를 승인하였다.

38) 보헤미아 출신의 독일 명장으로 삼십년전쟁에서 신성로마제국의 황제 페르디난트 2세를 도와 군대 총사령관으로 활약하였다. 후에 황제가 그에게 등을 돌리자 정치적 음모를 꾀하다가 황제의 부장에게 암살당하였다.

39) 비타민D의 결핍으로 일어나는 뼈의 병이다. 비타민D가 부족하면 뼈에 칼슘이 붙기 어려워 뼈의 변형(안짱다리 등)이나 성장 장애 등이 일어난다. 비타민D 결핍의 원인으로는 음식으로의 섭취 부족과 햇빛(자외선) 부족 등이 있다. 최근에는 단순한 섭취 부족에 의한 것은 거의 없고, 저인혈성 구루병과 같은 선천성의 대사 장애에 원인이 있는 경우가 많다.

40) 영국의 생리학자이자 해부학자로 케임브리지 대학에서 의학을 전공했고, 나중에 그곳에서 교수로 활동했다. 현대 생리학의 원조로 간주되며, 저서인 〈간의 해부〉에서 처음으로 나중에 자신의 이름을 따서 명명된 '글리손의 삼각부'를 묘사했다.

41) 독일 작센안할트 주(州)에 있는 공업도시로 1517년 시작된 종교개혁의 발상지로서 유명하며, M.루터를 비롯하여 P.멜란히톤, 부겐하겐의 집이 남아 있다.

42) 글로스터셔 주 버클리 출생의 영국의 의학자로 우두접종법의 발견자이다. 1796년 우두농을 8세 소년의 팔에 접종하고 6주 후 천연두농을 그 소년에게 접종하였으나 천연두에 걸리지 않았다. 이를 바탕으로 1798년에 〈우두의 원인과 효과에 관한 연구〉라는 소책자를 발표하였다.

43) 안스바흐 출생의 독일 의학자이자 화학자로 1707년 저서 〈의학 진정설 Theoria medica vera〉을 발표하였고, '아니미스무스(Animismus)'를 주장하였다. '아니마(Anima, 영혼)'가 생명의 궁극적 근원이고, 모든 생리적, 병리적 현상은 결국 '아니마'에서 유래한다는 것이다. 이것이 뒤에 일어나는 '비탈리스무스(Vitalismus, 生氣論)'에 커다란 영향을 끼쳤다. 또 연소(燃燒)를 '연소설'로 설명한 최초의 사람이기도 하다.

44) 작센안할트 주 할레 출생의 독일 의학자로 1709~1712년 프리드리히 1세의 전의를 지냈다. 물리요법을 지지하면서 각종의 약을 시험했으며, 특히 그의 이름을 붙인 호프만드롭스(Hoffmann's drops)나 진통제인 호프만아노다인(Hoffmann's anodyne) 등이 유명하다. 저서에 〈합리적·계통적 의학〉(1718~1740)이 있다.

45) 생명 현상의 발현은 비물질적인 생명력이라든지, 자연법칙으로는 파악할 수 없는 원리에 지배되고 있다는 이론으로 활력론(活力論)이라고도 한다.

46) 생물체를 기계에 비유하고 생명현상을 물리·화학적 작용으로 보는 생명론을 말한다. 17세기에 데카르트는 동물기계론을 제창하여, 동물체를 태엽을 감은 기계와 같이 생각하였고, 18세기에 라메트리는 이를 한층 발전시켜 인간기계론을 주창하였다.

47) 포를리 출생의 이탈리아 해부학자, 병리학자로 1761년에 지은 〈해부로 인하여 검색된 질병의 위치와 원인에 관하여〉로 '병리학의 아버지'라 일컬어지게 되었다. 이 저서는 임상관찰과 병리해부를 종합한 것으로, 매독성 동맥류, 급성황색간 위축, 위암, 위궤양 등의 원인을 밝혔다.

48) 켄트 주 출생의 생리학자, 물리학자로 케임브리지 대학에서 신학을 공부하였다. 또한 식물학의 연구, 혈압계의 전신인 장치의 발명, 선박, 광산 등에서의 환기장치의 고안 등 여러 방면에 걸쳐 활약하였다.

49) 프라하 출생의 오스트리아 생리학자, 병리학자로 특히 실험 병리학 영역에서 성공을 거두었다. 순환 생리학의 선구자로 맥박 및 혈압 측정에 중점을 두었으며, 이외에 니코틴의 작용과 장운동도 연구했다.

50) 그리스어로 sphygmos=맥박, 그리스어로 metron=척도, 라틴어로 manus=손

51) 이탈리아의 의사로 가장 중요한 업적은 상완의 동맥을 균일하게 압축해서 심장 수축 시 혈압을 간단하게 측정하게 해주는 수은 혈압측정기에 필요한 공기 압박대를 처음으로 기술한 것이다.

52) 이탈리아 북부 피에몬테 주의 주도로 투린(Turin)이라고도 한다.

53) 작센 주 마이센 출생의 독일 의사로 동종요법의 창시자로 주요저서인 〈약물학〉(1811)은 동종요법의 기

초 문헌이다.

54) 꼭두서니목 꼭두서니과에 속하는 약용 수목의 총칭으로 금계랍(金鷄蠟)나무라고도 한다. 나무껍질이 붉은 기나나무는 남아메리카의 볼리비아와 페루의 안데스 산맥 동쪽 해발고도 1,200~3,600m의 고원지 원산으로 높이 25m에 달한다. 기나나무의 껍질은 고미건위제(苦味健胃劑), 신경강장제로 쓰이고, 이 껍질로 제제한 황산키니네는 말라리아의 치료제, 해열제, 진통촉진제 등으로 쓰인다.

55) 뷔르템베르크 주 레온베르크 출생의 독일 철학자로 I.칸트, J.G.피히테를 계승하여 G.W.F.헤겔로 이어지는 독일 관념론의 대표자의 한 사람이다. 헤겔의 사상을 '소극 철학'으로 보고, '적극 철학'을 설파하여 '이성'과 '체계'를 깨뜨리는 실존철학의 길을 열었다. 주요 저서로는 〈선험적 관념론의 체계〉(1800), 〈인간적 자유의 본질에 관한 철학적 고찰〉(1809) 등이 있다.

56) 라인란트팔츠 주 트리어 출생의 독일 의학자로 두개골을 연구했으며, 갈과 협동하여 신경계의 생리와 해부에 관한 책을 지었는데(1810~1819), 그 속에서 심적 기능을 분류하여, 이들을 대뇌 표면의 각 부위에 배위하였다.

57) 바덴 지방 포르츠하임 출생의 독일 의학자, 해부학자로 골상학으로 뇌가 모든 심적 기능의 중심이라는 학설을 수립했다. 그 외에도 용모에 관한 연구에 결정적인 기여를 했다.

58) 스코틀랜드 롱캘더우드 출생의 영국 외과의사로 세인트 조지 병원과 육군 군의로 근무하며 총상과 생리작용에 대해 연구했다. 또 임질과 매독의 병원에 대한 연구를 위해 자신의 몸에 실험하다가 두 가지 병에 모두 걸리기도 했다.

59) 오데르(오드라)강 연안에 있는 폴란드 돌노실롱스키에(Dolnoslaskie) 주의 주도(州都)로 독일어로는 브레슬라우(Breslau)이다.

60) 브레슬라우 출생의 독일 식물학자, 미생물학자로 로베르트 코흐와 더불어 현대 세균학의 창시자로 간주되고 있다.

61) 동부 프랑스 쥐라 데파르트망(Department) 출생의 프랑스 화학자, 미생물학자로 화학조성, 결정구조, 광학활성의 관계를 연구하여 입체화학의 기초를 구축하였다. 탄저병, 패혈병, 산욕열(産褥熱) 등의 병원체를 밝혀냈고, 1879년 닭 콜레라의 독력을 약화한 배양균을 닭에 주사하고 면역이 된다는 것을 발견, E. 제너 이래 과제로 남았던 백신접종에 의한 전염병 예방법의 일반화에 성공하였다.

62) 잉글랜드 노섬벌랜드(Northumberland) 주 롱 벤튼 출생의 영국 의사로 흉부질환의 진료에 뛰어났으며, '에디슨병'을 처음으로 보고하였다. 1855년 발표한 논문에서 자신이 발견한 병을 기재했고, 뒤에 이 병을 프랑스 의사 A.트루소가 '에디슨병'이라고 명명하였다.

63) 영국의 의사 T.에디슨이 처음으로 기재한 만성병으로 부신피질호르몬의 분비부족으로 일어나는 병.

64) 잉글랜드 글로스터셔 주 브리스틀 출생의 영국 내과의사로 단백뇨와 신장병과의 관계를 해명하였으며, 신장염을 총칭하여 '브라이트병'이라고 한다. 저서 〈내과 임상보고〉(1827)에서는 신장성수종(腎臟性水腫)과 심장성수종(心臟性水腫)을 구별하고 있다.

65) 런던 출생의 영국 의학자, 병리학자로 자신의 이름을 딴 호지킨병을 1832년에 처음으로 기술했다. 그 외에도 독실한 퀘이커교도로 사회개혁과 교육에 헌신했다.

66) 악성 림프종의 하나로 림프절의 종창을 초래하는 대표적인 질환이다. 원인은 불명하지만, 어떤 종류의 병원체에 의한 염증이라고도 보고 있다.

67) 런던 출생의 영국 의사, 고생물학자로 1817년 자신의 저서인 〈진전마비에 대한 보고〉에서 나중에 자신의 이름을 따서 명명된 신경계 질환의 증세를 처음으로 기술했다. '파킨슨병' 이란 명칭은 1884년 프랑스 심리학자인 장 마르탱 샤르코(Jean Martin Charcot)에 의해 처음으로 사용되었던 것으로 추정된다.

68) 간뇌의 변성 또는 동맥경화적인 변화를 주로 한 중추신경계의 퇴행성 질환으로, 진전마비라고도 하며, 치매와 함께 치명적인 노인성 질환으로 알려져 있다.

69) 작센안할트 주 데사우 출생의 독일 의학자로 1840년 안구돌출성 갑상선종의 일례를 보고하였는데, 유럽에서는 보통 이 병을 바제도병이라고 하며, 영어 사용국에서는 이를 그레이브스병이라고 한다.

70) 안구돌출을 수반하는 갑상선 기능 항진증으로 갑상선 호르몬의 과잉분비 때문에 일어난다. 안구의 돌출, 갑상선의 종대(腫大), 심계항진의 세 가지 증세가 특징이며, 이 밖에도 체중감소, 발한, 식욕항진, 미열, 설사, 손가락이 떨리는 등의 증세가 있다. 남성보다 여성에게 많고, 연령은 20~40대에 나타나는 일이 많다.

71) 함부르크 출생의 독일 식물학자로 〈식물의 기원〉(1838)을 발표하여 생물체의 기본구조가 세포라고 역설하였다. 이 견해는 T.슈반의 견해와 더불어 세포설 확립에 일역을 담당하였다.

72) 노르트라인베스트팔렌 주 노이스 출생의 독일 생리학자로 세포설을 확립하고 위액 속의 소화 효소 펩신을 발견하였는데 이것은 동물 조직에서 발견된 최초의 효소이다.

73) 말초신경, 축색에 영양을 공급하고 수초 형성에 관여하여 신경을 재생하는 세포로 신경포를 싸고 있다.

74) 트와레트 출생의 프랑스 해부학자로 1801년 간행된 그의 저서인 〈일반해부학〉은 건강할 때와 질병에 걸렸을 때의 인체조직에 관한 연구를 정리한 것으로, 근대조직학의 기초를 확립하였다.

75) 에스토니아 출생의 독일 동물발생학자로 1828년에 종래 알이라고 생각되었던 흐라프여포(Graafian follicle) 속에 있는 '포유류의 알'을 발견하였으며, 각종 동물의 배(胚)에 있는 배엽의 발견과 그 발생학적 의의를 설명한 '배엽설'을 제창하였다. 척색(脊索)을 발견하였고, 또 생물의 발생에 관해 '베어의 법칙'을 발견하였다.

76) 라인란트팔츠 주 코블렌츠 출생의 독일 생리학자, 해부학자로 선(腺)이나 뼈 · 연골의 미세구조에 관한 연구, 월프관에 평행하여 생기는 중배엽성의 관인 뮐러관의 발견, 음성 · 감각에 관한 연구, 종양의 미세구조에 관한 현미경적 연구들은 뛰어난 것으로 알려져 있다. 2권으로 이루어진 〈인체생리학〉(1833~1840), 〈생리학의 영역〉(1837~1842) 등을 저술했다.

77) 슈펠바인 출생의 독일 병리학자로 1858년 〈세포병리학〉을 저술하여 병리학에 신기원을 이룩하였다. 병리학 분야에서 백혈병, 병적 종양, 색전증 등의 연구업적이 있다. 인류학, 의사학(醫史學) 영역에서도 중요한 연구를 하여, 인류학에서는 두개골의 측정, 트로이 전쟁의 발굴유물 등의 연구, 의사학에서는 병원사(病院史)와 매독사의 연구, 의학자의 전기 집필 등이 있다.

78) 슈루스버리 출생의 영국 생물학자로 해군측량선 비글호에 박물학자로서 승선하여, 남아메리카, 남태평양의 여러 섬과 오스트레일리아 등을 항해, 탐사했고 그 관찰기록을 〈비글호 항해기〉로 출판하여 진

화론의 기초를 확립하였다. 1859년에 진화론에 관한 자료를 정리한 〈자연선택에 의한 종의 기원에 관하여〉라는 저작을 통해 진화 사상을 공개 발표하였다. 다윈의 진화론은 물리학에서의 뉴턴 역학과 더불어 사상의 혁신을 가져와 그 후의 자연관, 세계관의 형성에 큰 영향을 끼쳤다.

79) 브르타뉴의 캥페르 출생인 프랑스의 의학자로 청진법의 창시자이다. 1816년 청진기를 발명하여, 3년 동안 환자를 청진하여 여러 가지 음을 기록하고 죽은 후의 병형과 대조하여 이러한 음이 어떠한 병에서 나오는가를 알아냈다. 그의 방법과 발견은 〈간접 청진법에 대하여〉(1819)에 기술되어 있다.

80) 동물의 탄저병은 탄저균(탄저병균과 다름)의 감염에 의하여 생기는 질병으로, 사람인 경우는 계출전염병, 가축인 경우는 법정전염병인데 이를 구별하여 함께 탄저라고 한다. 식물의 탄저병은 고추, 벼, 콩, 오이, 국화과 등의 작물, 감나무, 매화나무, 복숭아나무, 감귤나무, 밤나무, 사과나무 등의 과수에서 볼 수 있으며, 각각 종류가 다른 탄저병균의 기생에 의해서 일어난다.

81) 광견병 바이러스가 매개하는 감염증으로 공수병이라고도 한다. 주로 온혈동물에 있어서 신경증세를 동반하는 치명적인 전염병이다.

82) 디프테리아균의 감염에 의하여 일어나는 급성전염병으로 법정전염병이며, 주로 호흡기의 점막이 침해를 받기 쉬운 어린이들에게 흔하게 발생한다.

83) 장티푸스균을 병원체로 하는 법정전염병으로 특별한 증세가 없는 데도 고열이 4주간 정도 계속되고, 전신이 쇠약해지는 질환이다. 연령적으로는 청장년의 사람에게 걸리기 쉽다.

84) 콜레라균에 의해 일어나는 소화기계의 전염병으로 주요 증상은 격심한 구토와 설사이다. 인도·셀레베스 섬의 풍토병이었으나 옛날부터 세계 여러 곳에서 대유행을 하는 일이 있었으므로 국제검역전염병으로 정해졌고, 한국에서도 법정전염병으로 되어 있다.

85) 분만으로 인해 생긴 성기의 상처를 통해 세균이 침입, 감염하여 고열을 내는 질환.

86) 매사추세츠 주 출생의 미국 의학자, 문필가로 하버드 대학교 의학 교수였다. 젊은 시절에 이미 〈최후의 잎〉(1883), 〈시집〉(1836) 등을 출판했고, 발라드, 소네트 등 각종 시형으로 많은 시를 발표했다.

87) 오펜(현재의 부다페스트) 출생의 헝가리 산과 의학자로 산욕열이 시체를 만진 의사의 손에 묻은 유기분해물질의 흡수에 의한 일종의 흡수열이라고 단정하고 예방법으로 조산에 임하는 사람의 손을 염화칼슘액으로 씻어야 한다고 주장했다. 이를 통해 1847~1849년에는 산욕열 발생률을 1/10로 감소시키는 데에 성공하였다.

88) 정신병의 원인으로는 내인 이외에도 외인(外因), 심인(心因)이 있는데, 내인성정신병도 그러한 환경의 영향을 전혀 받지 않는 것은 아니다. 다만 정신병환의 발현에 있어서, 그 준비상태, 원인을 형성하는 것 중에서 가장 중요한 의의를 가진 것이 내인(유전적 소질 외에 연령, 성별, 인종 등도 포함된다.)이었을 경우에 그것을 내인성정신병이라고 한다.

89) 오스트리아의 수도 빈의 북서쪽에 위치한 구(區).

90) 에식스 주 업턴 출생의 영국 외과의사로 1865년 페놀에 의한 무균 수술법을 고안하고, 이의 실제적인 응용에도 성공하여 외과치료에 획기적인 발전을 가져왔다.

91) 방향족 알코올의 하나로 특이한 냄새가 나는 무색 또는 흰색 결정으로, 콜타르의 분류(分溜)나 벤젠을

원료로 하는 화학 합성으로 얻는다. 방부제, 소독 살균제, 합성수지, 염료, 폭약 따위를 만드는 데 쓴다.

92) 클라우스탈 출생의 독일 세균학자로 세균학의 근본 원칙을 확립하였고, 각종 전염병에는 각기 특정한 병원균이 있음은 물론 각종 병원균은 제각기 서로 식별할 수 있다고 주장하였다. 1882년에는 결핵균을, 1885년에는 콜레라균을 발견했고, 결핵의 치료약 연구에 몰두하여 1890년에 투베르쿨린을 창제하였다. 1905년 결핵균을 발견한 공로로 노벨 생리학 · 의학상을 수상하였다.

93) 폴란드의 도시인 볼쉬틴(Wolsztyn)으로 포즈난에서 남서쪽으로 약 75km 떨어진 곳에 위치해 있다. 당시에는 독일 영토였다.

94) 한스도르프 출생의 독일 세균학자로 혈청요법, 특히 디프테리아에 대한 그 요법의 응용에 관한 연구와 의학에 새로운 분야를 개척한 업적으로 1901년 노벨 생리학 · 의학상을 수상하였다.

95) 슐레지엔 슈트렐렌 출생의 독일 세균학자, 화학자로 아닐린 색소 응용실험에서 일정한 조직에 대한 일정한 색소의 친화성의 상관이 있음을 밝혔고 디프테리아의 혈청요법을 완성했다. 1904년 트리파노소마에 대한 트리판로트를 발견하여 1908년에 메치니코프와 함께 노벨 생리학 · 의학상을 받았다. 1910년에는 매독에 대한 화학요법제인 살바르산을 발견하였고, 1912년에 네오살바르산을 발견하였다.

96) 쾨니히스베르크(지금의 칼리닌그라드) 출생의 독일 의사, 세균학자로 F. 뢰플러와 함께 디프테리아균을 발견했다. 장내 세균인 클렙시엘라(Klebsiella)는 그의 이름을 딴 것이다.

97) 볼로냐 출생의 이탈리아 의사로 팔 피부를 이용한 코 성형술로 세계적인 명성을 얻었으며, 자신의 저서로 유럽에서 성형외과가 탄생하는 기반을 마련했다.

98) 폴란드 바르샤바 출생의 독일 외과의사로 1816년에 독일에서 처음으로 구개봉합 수술을 하였고, 1818년에 조비술을 부흥시켰으며, 제왕절개술을 완성시켰다. 1822년에는 무명동맥의 결찰에도 성공하였다. 독일 외과수술의 선구자로서 성형외과 수술의 아버지라고 일컬어진다.

99) 유럽 동북부와 중부에 있었던 지방 및 그 지방에 있었던 나라로 넓은 뜻으로는 이 지방에서 세워지고 발전하여 독일제국의 중심을 이룬 프로이센 공국(公國) 및 왕국을 의미한다.

100) 상(上)슐레지엔으로 슐레지엔은 중부 유럽의 역사적인 지역이며, 오데르 강의 상류 및 중류 지역을 가리킨다.

101) 고열과 발진이 주증세인 열성, 급성의 법정전염병의 하나이다. 병원체는 리케차 프로바제키 (Rickettsia prowazeki)로 이에 기생증식하며, 이의 분변과 함께 배설되면서 이가 흡혈하기 위해 피부에 준 상처나 사람이 손으로 긁어 생긴 상처를 통하여 감염된다. 이 병의 유행은 전쟁과 관계가 깊어 전쟁티푸스 또는 기근열, 형무소열 등의 별명이 있는데, 이 병의 매개곤충인 '이'가 의류나 몸이 더러울 때 발생하기 쉬우므로 군대나 형무소, 전쟁터 등 환경이 나쁜 곳에서 크게 유행하였기 때문이다.

102) 1848년부터 1849년에 걸쳐 독일에서 일어난 시민혁명. 파리의 2월혁명은 독일에 중대한 영향을 불러일으켜 1848년 3월 5일에는 남부 독일의 자유주의자들이 하이델베르크에 모여 전독일 통일회의 준비를 결정했다. 그러나 3월 13일에는 빈에서 혁명이 일어나 메테르니히가 실각했다. 18일에 일어난 베를린 시가전으로 국왕이 양보함으로써 자유주의적인 캄프하우젠 내각이 성립되었다. 내각은 제헌의회 준비와 언론 · 출판 · 결사의 자유를 보장했다.

103) 독일 남중부 바이에른 주에 있는 도시로 마인 강에 면해 있으며, 주목할 만한 건축물로는 요한 B. 노이만 등이 18세기에 건립한 주교의 궁전(1981년 세계문화유산에 등록)과 조각가 틸만 리멘슈나이더의 작품이 소장된 로마네스크 양식의 대성당(11~13세기), 후기 고딕 양식의 예배당인 마리엔카펠레 (Marienkapelle), 중세에 건축된 마인교, 13세기 중엽부터 18세기까지 주교의 궁전이었던 마리엔베르크 성 등이 있다.

104) 미디피레네 주 타른 데파르트망 생탕드레 출생의 프랑스 정신과 의사로 현대 정신병 치료법 확립자의 한 사람이다. 1792년 파리 근교 정신병원의 의사가 되어, 실증적 의학관과 그리스도교적 박애관에 입각하여 정신질환자들을 의학적으로 치료하는 길을 열어 놓았다.

105) 에렌브라이트슈타인 출생의 독일 후기 낭만파 시인으로 아르님과 함께 편집한 가요집 〈소년의 마적〉 (1805~1808)은 사라질 뻔했던 민간 전승문학을 구해냈을 뿐 아니라, 민속학 건설에 기여한 점에서 지금도 귀중한 문헌이 되고 있다.

106) 미디피레네 주 툴루즈 출생의 프랑스 정신과 의사로 정신병의 치료와 연구에 근본적인 업적을 이룩했으며, 스승인 피넬의 가르침을 토대로 편집증에 관한 이론을 발전시켰다.

107) 예전에 황소의 생식기를 말려 형구(刑具)로 쓰던 매로 죄인을 때릴 때에 썼다.

108) 슈투트가르트 출생의 독일 내과의사, 정신과 의사로 과학적인 현대 정신의학의 창시자로 간주되며, 정신병을 뇌의 질환으로 인식했다.

109) 지중해 코르시카 섬 아작시오 출생의 프랑스 군인으로 제1통령, 황제가 되었으며 프랑스 혁명의 사회적 격동기 후 제1제정을 건설했다. 제1통령으로 국정을 정비하고 법전을 편찬하는 등 개혁정치를 실시했으며 유럽의 여러 나라를 침략하며 세력을 팽창했다. 그러나 러시아 원정 실패로 엘바 섬에, 워털루 전투 패배로 세인트헬레나 섬에 유배되었다.

110) 피레네 산맥 근처의 마을에서 출생한 프랑스 외과의사, 군의관으로 완전히 새로운 야전외과의 창시자로 간주되고 있으며, 과다출혈에 수반되는 증세에 처음으로 쇼크라는 명칭을 사용했다. 많은 나라들이 그의 앰뷸런스를 모방했다.

111) 상처로 들어간 파상풍균이 증식하여 그 독소로 인하여 말초신경계 및 척수전각세포(脊髓前角細胞)가 침범되어 전신의 근육에 강직성 경련이 일어나는 질병.

112) 가스 괴저균에 의한 가장 위험한 창상감염으로 가스 봉소직염(蜂巢織炎)이라고도 한다. 특히 전장에서 많이 발생하며, 불결하고 작은 상처에서 일어나기 쉽다.

113) 나사우 출생의 독일 정치가로 슈타인 개혁이라고 알려져 있는 일련의 쇄신책을 단행했으며 농민해방인 10월칙령에 의하여 예농제 폐지를 선언했다.

114) 제네바 출생의 스위스 인도주의자로 국제적십자의 창시자이다. 1901년 박애정신과 평화에 기여한 공로가 인정되어 제1회 노벨 평화상을 받았다. 적십자 운동의 아버지라고 불리며, 그의 생일인 5월 8일을 적십자의 날로 정하여 기념하고 있다.

115) 코네티컷 주 하트퍼드 출생의 미국 치과의사로 현대적인 마취의 실질적인 발견자이다.

116) 코네티컷 주 북부 코네티컷 강 연안에 위치한 주도로 지명은 1637년 새뮤얼 스톤의 고향인 영국의 하

트푸드를 기념해 지어진 것이다.

117) 아산화질소(nitrous oxide)는 질산암모늄을 열분해할 때 생기는 화학식 N2O의 무색 투명한 기체로, 물·알코올에 잘 녹는데, 그 화학적 성질은 산과 비슷하며, 흡입하면 얼굴 근육에 경련이 일어나고, 마취성이 있어 외과수술시 전신 마취에 사용하기도 한다.

118) 미국 매사추세츠 주의 주도로 매사추세츠만 연안에 자리한 뉴잉글랜드 최대의 중심지이며, 아메리카 메갈로폴리스 북부의 중심이기도 하다.

119) 매사추세츠 주 찰턴 출생의 미국 치과의사로 1846년 J.C.워렌은 모턴의 협력을 얻어 하악부 종양의 공개 적출 수술을 에테르 마취하에 성공하였는데, 모턴은 이 마취제를 레테온이라 명명하였다. 에테르 사용에 대한 독점권을 두고 몇몇 사람과 소송쟁의를 하면서 일생을 마감하였다.

120) 에틸에테르(C2H5OC2H5)나 메틸에틸에테르(CH3OCH2CH3) 등과 같이 R−O−R의 일반식으로 표시되는 화합물의 총칭이며 유기 물질의 용매로 사용되거나 마취제로도 사용된다.

121) 영국 스코틀랜드의 중심 도시로 스코틀랜드 행정·문화의 중심지. 옛 스코틀랜드 왕국의 수도이다.

122) 메테인에 들어 있는 3개의 수소를 염소로 치환한 화합물이다. 무색 투명한 액체이며 용매와 시약으로서 사용되고 환경에 해로운 것으로 알려져 있다.

123) 독일 북서부에 있는 옛 프로이센의 주로 지금은 노르트라인베스트팔렌 주, 니더작센 주, 헤센 주로 나누어져 있다.

124) 바이에른 주 슈바바흐 출생의 독일 의사로 오목거울을 이용한 액대경을 개발했으며, 귀 질환을 자연과학적 방식으로 연구하고, 이비인후과를 독자적인 외과분야로 인정받게 하는 데 공헌했다.

125) 머리에 띠를 두르고, 여기에 반사경을 고정하여 귀, 코, 인후의 속을 반사광선을 비추어서 관찰하는 기구.

126) 슈바벤 출생의 독일 신부로 크나이프요법의 창안자. 독일에는 20개가 넘는 크나이프 요양지가 있다.

127) 폴란드 슈바이드니츠 출생의 독일 의사로 독일 수치법의 공동 창시자이다.

128) 독일 남부의 산지에서 발원하여 흑해로 흘러드는 국제하천으로 영어 명칭은 다뉴브이다.

129) 프로이센 레네프 출생의 독일 물리학자로 음극선 연구를 하며, 기존의 광선보다 훨씬 큰 투과력을 가진 방사선의 존재를 확인하였으며, 이를 다른 방사와 구별하기 위해 'X선'이라 명명하였다. 이로 인해 최초의 노벨 물리학상 수상자가 되었다.

130) 1895년 뢴트겐이 진공방전 연구 중 우연히 발견한 것으로, 그 성질이 물질에 대하여 이상한 투과력을 가지고, 음극선(陰極線)과 달리 전기장이나 자기장을 주어도 진로를 굽히지 않으며, 거울이나 렌즈에서도 쉽게 반사나 굴절을 일으키지 않는 등 그 정체를 알 수 없다 하여 X선이라고 하였다.

131) CT 스캐너를 이용한 컴퓨터 단층촬영법으로, 엑스선이나 초음파를 여러 각도에서 인체에 투영하고 이를 컴퓨터로 재구성하여 인체 내부 단면의 모습을 화상으로 처리하는데, 종양 등의 진단법으로 널리 이용되고 있다.

132) 인체의 생화학적 변화를 영상화할 수 있는 핵의학 분야의 새로운 영상기술.

133) 자력에 의하여 발생하는 자기장을 이용하여 생체의 임의의 단층상을 얻을 수 있는 첨단의학기계, 또는 그 기계로 만든 영상법.

134) 초음파로 조직의 이상을 검사하는 방법. 초음파를 어떤 부위에 쏘아서 그 반사상(反射像)을 브라운관에 비추어 이상 조직의 존재를 파악한다. 종양 따위의 병변 조직이나 태아의 진단 따위에 쓴다.

135) 동맥에 조영제를 넣어 촬영하는 첨단기술.

136) 폴란드 바르샤바 출생의 프랑스 물리학자, 화학자로 남편인 피에르 퀴리와 함께 방사능 연구를 하여 최초의 방사성원소 폴로늄과 라듐을 발견하였으며, 이런 업적으로 1903년 퀴리 부부는 베크렐과 함께 노벨 물리학상을 받았다. 남편의 사망 후 여성 최초로 소르본 대학 교수가 되었고, 1911년에는 노벨 화학상을 받았다.

137) 파리 출생의 프랑스의 물리학자로 '피에조 전기 현상', '퀴리의 법칙' 등을 발견하고, 결정물리학, 자성물리학 분야의 발전에 공헌하였으며, 부인 마리 퀴리와 함께 방사능 연구를 하여 폴로늄과 라듐을 발견하였다.

138) 주기율표 제2족, 알칼리토 금속에 속하는 방사성 원소이다. 우라늄보다 훨씬 강한 방사능으로 방사능에 대한 연구가 본격적으로 이루어지게 되었다.

139) 프로이센 베르겐 출생의 독일 외과의사로 1872년 최초로 식도 절제수술에 성공하였으며 1881년 최초로 위암 환자의 유문절제 수술에 성공하였다. 1863년 발간된 저서 〈외과적 병리학 총론과 치료〉는 10개 국어로 번역, 출판되었고, 11판의 증판을 냈다.

140) 혀에 생기는 암으로 구강암 중에서 가장 많이 발생하는 암으로서, 만성인 자극을 받으면 발생하기 쉽다. 충치나 의치에 의한 자극이나 흡연의 자극 때문이라고 보는 경우가 많다.

141) 독일 북동부 메클렌부르크포어포메른 주에 있는 도시.

142) 독일 중부 니더작센 주에 있는 도시.

143) 니더작센 주 파딩뷔텔 출생의 독일 외과의사로 베를린 샤리테 병원의 원장으로 활동했으며, 다양한 수술도구를 개발했다.

144) 라트비아 리가 출생의 독일 외과학자로 두부손상외과의 창시자이며, 관절외과, 외과병리학, 지방전색에도 조예가 깊었다. 증기살균법과 무균법을 외과학에 도입하였다.

145) 카셀 출생의 독일 외과의사로 척수마취를 성공적으로 사용하여 확립시키는 데 공헌하였으며, 체조요법도 발전시켰다.

146) 바르멘(Barmen) 출생의 독일 외과의사로 폐외과의 새 분야를 개척하였으며, 〈흉곽수술법〉을 저술하였다. 제1차 세계대전 이후 사지절단 환자를 위한 의지(義肢)를 연구하였다.

147) 부모가 이탈리아 여행 중 이탈리아의 피렌체에서 출생한 영국의 간호사로 병원, 의료제도의 개혁자이다. 크림전쟁 중 이스탄불에서 야전병원장으로 활약하였으며, 간호사 직제의 확립과 의료보급의 집중 관리, 오수 처리 등으로 의료 효율을 일신하여 '광명의 천사'로 불렸다. 국제적십자에서는 '나이팅게일상(賞)'을 마련하여 매년 세계 각국의 우수한 간호사를 선발, 표창하고 있다. '나이팅게일 선서'는 간호사의 좌우명으로 유명하다.

148) 1853~1856년 러시아와 오스만투르크, 영국, 프랑스, 프로이센, 사르데냐 연합군 사이에 일어난 전쟁으로 크림반도, 흑해를 둘러싸고 일어난 전쟁이다. 나폴레옹 전쟁 이후 유럽 국가들끼리 처음 벌인 전쟁으로 이 전쟁에서 패한 후 러시아는 본격적으로 근대화를 추진하게 된다.

149) 터키 이스탄불 주에 있는 도시로 옛 이름은 스쿠타리이다. 6·25전쟁 때 터키군에 의해 유포된 민요로 한국에 널리 알려진 도시이다. 보스포루스 해협을 사이에 두고 이스탄불 지구와 마주하고 있다.

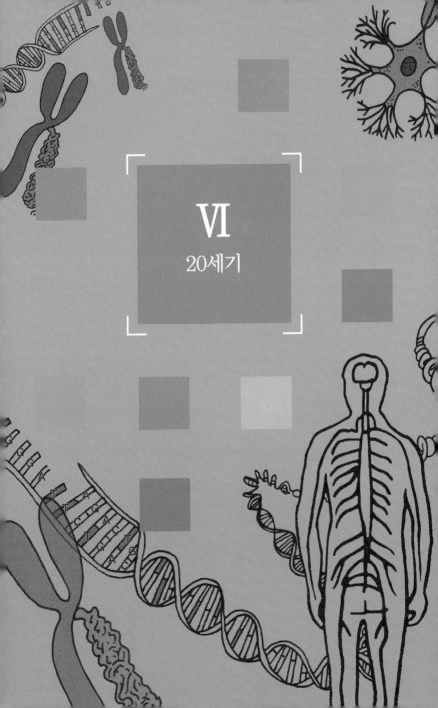

VI

20세기

과학의 모든 영역, 특히 의학의
급속한 발전은 오늘날 100년 전의
인간보다 두 배나 더 오래 사는 것
을 가능케 했다. 이런 엄청난 진보
는 특히 질병 극복에 열중했던 의
사들의 덕택이다. 20세기에는 백
신, 항생제, 개선된 생활조건 등으
로 다수의 전염병을 막을 수 있었
다. 하지만 20세기 말에는 전염병
과의 싸움이 더 힘들어졌는데, 한

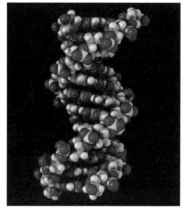

디옥시리보핵산(DNA)

편으로는 병원체가 항생제에 대해 저항력이 생겼고, 다른 한편으로는
에이즈(AIDS)[1] 같은 새로운 질병이 나타났기 때문이다.

1. 최초의 폐 수술

19세기 말은 외과의학에 큰 진보를 가져왔다. 1895년 빌헬름 뢴트겐
은 자신의 이름을 딴 광선을 발견했다. 이 광선은 신체를 절개하지 않고
도 신체내부를 들여다보는 것을 가능케 했다. 살균 소독은 이미 외과의
의 확고한 연장에 속했고, 또 다른 해악인 수술의 고통도 마취의 도입으
로 극복되었다.

이렇게 무장한 외과 의사들은 그때까지 메스가 접근할 수 없었던 신
체영역에 진입하기 시작했는데, 머리, 복강, 척추, 중앙 신경계 등이다.

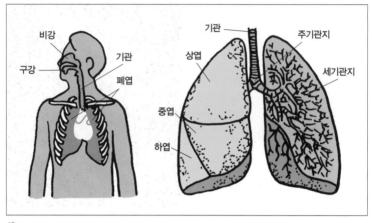

폐

흉강만 여전히 접근이 불가능했는데, 그 이유는 흉강 내부에 저압이 흐르기 때문이다. 흉강이 열리자마자 공기가 밀려들어와서 폐가 쪼그라들기 때문이다. 에른스트 페르디난트 자우어브루흐가 의사와 환자를 수용할 수 있을 만큼 충분히 큰 밀폐된 공간을 만든다는 멋진 생각을 해내기까지 폐수술은 불가능한 일로 여겨졌었다. 이 공간에는 흉강 내의 기압과 동일한 기압이 조성되었고, 정상적인 기압은 수술이 끝나야 비로소 허용되었다.

1) 저압실과 고압실

20세기 전반에 주도적인 외과의사였던 자우어브루흐는 이 새로운 방식을 79마리의 동물에 시험했다. 80번째 수술에서 처음으로 인간이 수술대 위에 누웠다. 1904년 4월 6일 자우어브루흐는 공개적으로 실시한

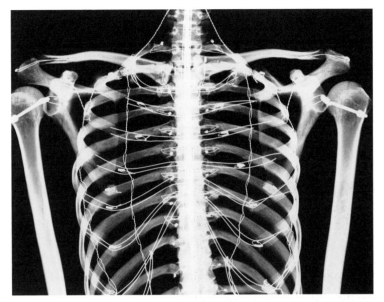

흉부

흉부 절개수술에서 자신의 저압실을 성공적으로 소개했고, 환자는 살아남았다. 나중에 자우어브루흐는 자신이 개발한 장치를 개선했다. 그는 고압을 이용해서도 작업을 하기 시작했는데, 다시 말해서 폐가 주변 환경보다 더 높은 압력하에 놓여서 더 이상 오그라들지 않도록 약하게 압축된 공기를 폐에 공급했던 것이다. 나중에 저압실은 이 방식으로 대체되었다.

1차 세계대전 동안 자우어브루흐는 뜻대로 움직이는 사지라는 새로운 형태의 의수와 의족으로('자우어브루흐-손', '자우어브루흐-팔', '자우어브루흐-다리') 전쟁에서 총에 맞아 불구가 된 병사들을 위한 사용가능한 최초의 생존도구를 개발했다. 여러 부분으로 나뉘고, 놀랄 만큼 유연한 이 인공 장구들은 자우어브루흐에게 의사로서는 드문 경우에나 얻을 수 있는 인기를 얻게 했다.

2. 심전도

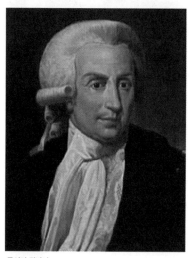

1787년 루이지 갈바니(Luigi Galvani, 1737~1798)[2]는 우연히 개구리 허벅다리에서 전기와 근육수축 간의 관계를 발견했다. 1843년 카를로 마테우치(Carlo Matteucci, 1811~1868)[3]는 심장 운동도 전류에 기초한다는 사실을 관찰했다. 그는 비둘기 심장을 이용한 동물실험에서 이 사실을 깨달았다. 이런 식으로 얻은 인식들은 다른 연구가들에 의해 확장되고 심화되었다. 에티엔 쥘 마레

루이지 갈바니

(Etienne Jules Marey, 1830~1904)[4]는 1876년 처음으로 이 과정을 그래프로 표시하는 데 성공했다. 이를 위해 마레는 가브리엘 리프만(Gabriel Lippmann, 1845~1921)[5]의 모세관전기계를 사용했다. 하지만 곡선은 여전히 아주 부정확해서 활용하기에는 부적합했다.

1903년 네덜란드의 생리학자 빌럼 에인트호번(Willem Einthoven, 1860~1927)[6]이 마침내 해외전신 수신기로써 현전류계를 개발했는데, 또한 이 도구는 심전도(心電圖, Electrocardiogram, ECG)[7] 목적으로 기능이 바뀔 수 있었다. 양 전극 사이에서 얻은 전류가 전류의 방향에 따라 오른쪽이나 왼쪽으로 유도되는 자기장 내에 팽팽하게 당겨진 현으로 전달된다. 현의 그림자는 빛에 민감한 판에 투영되며 심전도를

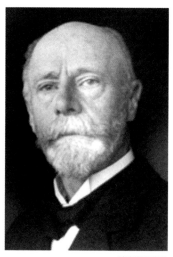

빌럼 에인트호번

보여 준다. 이것으로 에인트호번은 심전도 발명자로 인정되었고, 1924년 노벨상을 받았다.

❗ 내시경의 시작

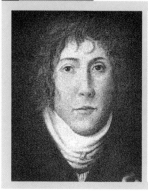
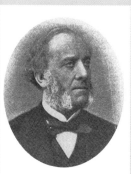
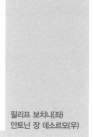

필리프 보치니(좌)
안토닌 장 데소르모(우)

프랑크푸르트의 의사 필리프 보치니(Philipp Bozzini, 1773~1809)는 인체 내부를 들여다볼 생각을 했다. 1806년 그는 빛 전달도구를 이용해 다양한 부위의 체강을 들여다보는 데 성공했다. 광원으로는 촛불을 이용했다. 보치니는 이 최초의 내시경을 장 내부를 관찰하기 위해 사용했다. 처음에는 사체를 이용했지만, 나중에는 살아 있는 사람도 관찰했다. 하지만 보치니의 사망 후 그의 발명은 잊혀져 갔다.

50년이 지난 후 비로소 프랑스 의사 안토닌 장 데소르모(Antonin Jean Desormeaux, 1815~1894)가 다시 관심을 갖고 이 일에 착수하게 되었다. 그는 촛불을 가스 불꽃으로 대체하고 내시경을 여러 개 만들게 했다. 데소르모는 '내시경의 아버지'로 역사에 기록되었다.

그 후 이 영역에서는 크나큰 혁명이 시작되었다. 내시경으로 큰 상처 없이 체강이나 장기의 피부와 조직을 검사할 수 있게 된 것이다. 그 사이 내시경은 진단에서 사용되는데, 정확하고 안전한 소견을 제공한다. 치료영역에서는 소화기관, 복강, 쓸개관, 인후, 귀, 코 부위에서 엄청난 치료 가능성이 생겨났다.

1) 편리한 진단기구

당시의 기구들은 무게가 수백 킬로그램이 나갔고, 방 하나를 꽉 채웠으며, 사용하는 데 여러 명의 조수를 필요로 했다. 따라서 임상적으로 폭넓게 사용하기에는 부적합했다. 레이덴(Leiden)[8]의 병원에 누워 있는 환자를 검사하려면 기계가 놓여 있는 에인트호번의 연구실에서 2킬로미터에 달하는 전선을 연결해야 했다. 1903년에 이미 에인트호번은 그런 식의 '원거리 심전도'를 찍었다.

1920년대 중반 전위를 강화시키고 기록할 수 있는 진공관 증폭기가 개발되었다. 이 기구는 기술적으로 훨씬 더 쉽게 조작이 가능했고, 비용도 저렴했다. 그래서 그전에는 연구시설이나 대형병원에서만 가능했던 진단법을 처음으로 일반 의료실무에서 가능하게 해주었다. 신체에서 유도된 신호는 진공관을 이용해 강화되었고, 기술적으로 간단한 기록을 가능케 했다. 이때 그런 식으로 강화된 심전도는 오실로그래프

(Oscillograph)[9]로 기록되었다. 1950년대에 와서 트랜지스터 (Transistor)[10]의 개발은 심전도 기술도 변화시켰는데, 기록한 심전도를 곧바로 종이에 인쇄할 수 있는 심전도기가 개발되었다.

오늘날 현대적인 기구들은 심전도를 측정하고, 개별구간의 시간간격을 표시할 수 있다. 또한 그와 동시에 추정적인 진단도 기록한다. 통합된 인터페이스를 통

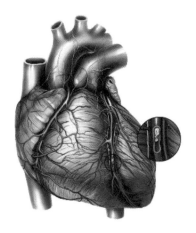

관상동맥/심근경색

해 정보전달을 전자정보로 저장하는 것이 가능해졌다. 이로써 심전도는 오늘날 현대의학의 가장 중요한 진단방식에 속하며, 예를 들어 심장박동 장애, 관상동맥상의 심장질환(심근경색[11] 같은) 등의 진단에 필수적이다.

2) 초음파 검사의 역사

오스트리아의 신경학자 카를 테오 두시크(Karl Theo Dussik, 1908~1968)[12]는 초음파를 진단목적으로 사용한 최초의 의학자였다. 1938년 두시크는 뇌실을 진단하는 자신의 초음파 탐상법을 공개했다. 1950년에는 최초의 수침법 스캐너가 개발되었다. 처음에는 물통으로 양동이가 사용되었지만, 나중에는 '캐틀 탱크 스캐너(Cattle tank scanner)'로 역사에 이름을 남긴 가축용 물통이 사용되었다. 환자나 검사해야 하는 장기를 물에 담그면 모터로 조종되는 초음파 변환기가 물

통을 따라 나무 레일 위를 움직인다. 1954년에는 최초의 2차원적인 '복합 스캐너'가 소개되었다. 초음파 변환기가 물통 안에서 자동으로 회전하면서 모든 방향에서 환자에게 초음파를 발사했다. 1957년 최초의 접촉 복합 스캐너를 제작한 부인과의사 이언 도널드(Ian Donald, 1910~1987)[13]로 초음파 역사는 절정에 도달했다. 이제는 환자를 물속에 담그는 것이 더 이상 필요 없었고, 초음파 변환기를 직접 피부에 갖다 대서 손으로 움직였다.

근대는 실시간 기구들로 시작한다. 최초의 실시간 기구인 '고속 B모드 스캔'은 1956년 에를랑겐(Erlangen)[14]의 지멘스 공장에서 소개되었다. '비도손(Vidoson)'은 14cm 크기의 신체부위를 1초당 16장의 사진으로 실시간 검사할 수 있는 자동 스캐너였다. 1980년대 초부터는 차세대의 기기들로 엄청난 발전이 이루어졌다. 초음파 검사는 다수의 전문영역에 진입했고, 오늘날 병원의 일상에서 더 이상 떼어놓을 수 없는 검사방식이다.

3. 당뇨병의 치료

20세기 초만 해도 '당뇨병'이란 진단은 사망선고나 다름없었다. 여기에는 특히 아이들이 해당되었다. 그때까지는 환자의 몸 안에 지나치게 많은 당분이 존재한다는 사실만 알고 있었는데, 소변조차도 단맛이 났기 때문이다. 그래서 당분 함량을 낮추기 위해 아이들을 굶겼는데, 이것이 유일한 치료요법이었다. 그런 방식으로 생명이 연장되긴 했지만, 고통도 연장되었다. 1890년대에 비로소 당뇨병(당시에는 아직 가설)이 호르몬이 부족한 췌장질환으로 인식되었다. 이 호르몬은 1869년 병리학자인 폴 랑게르한스(Paul Langerhans, 1847~1888)[15]가 발견한 랑게르한스 섬에서 생산된다. 이 랑게르한스 섬에서 탄수화물 신진대사에 필요한 가장 중요한 물질이 생성되는데, 이 물질의 부족이 혈당 상승과 생명

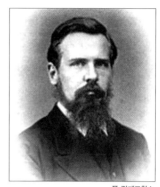

폴 랑게르한스

을 위협하는 부수현상을 수반하는 당뇨병을 유발하는 것이다.

그 당시 다수의 연구가들이 당뇨병 치료에 몰두했었다. 그럼에도 불구하고 이들 중 누구도 치료제를 발견하는 데 성공하지 못했다. 왜냐하면 당뇨병 환자에게 부족하고, 건강한 사람의 경우 췌장에서 생성되는 물질을 아무도 알지 못했기 때문이다. 젊은 의사인 프레더릭 그랜트 밴팅(Frederick Grant Banting, 1891~1941)[16]이 조수인 찰스 허버트 베스트(Charles Herbert Best, 1899~1978)[17]와 함께 마침내 결정적인 실험을 했다. 두 사람은 건강한 개의 이자(췌장)에서 뽑아낸 추출물로 당뇨병에 걸린 실험대상 개를 치료했고, 개는 회복을 했다. 몇 개월 후인 1922년 1월 두 사람은 처음으로 환자를 성공적으로 치료했다. 인슐린(Insulin)[18]이 발견되어서 개가를 올리기 시작한 것이다. 다양한 회사들이 동물의 췌장에서 추출한 인슐린을 생산하기 시작했고, 더 이상 누구도 당뇨병으로 사망할 필요가 없어졌다.

그런데 2차 세계대전 후 첫 문제가 발생하였다. 인구가 증가하면서

당뇨병도 늘어난 것이다. 1970년대 중반 연구에 따르면 대략 20년 후에 이미 모든 당뇨병 환자들에게 필요한 인슐린이 더 이상 충분하지 않을 걸로 예측되었다. 어쨌든 당뇨병 환자 1명을 위해 매년 약 100마리의 돼지 췌장이 필요했다. 게다가 다른 문제도 발생했는데, 동물의 인슐린은 성분상으로 인간의 인슐린과 약간의 차이가 있었고, 당뇨병 환자 중 약 5퍼센트가 그에 대해 알레르기 반응을 보였다. 하지만 알레르기가 정말 동물 인슐린에 원인이 있는 것인지, 아니면 전달물질에 의해 유발되는 것인지의 여부는 지금까지 여전히 밝혀지지 않고 있다.

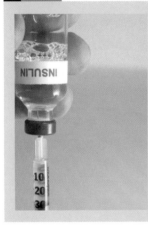

! 인슐린

1970년대 말, 몇몇 연구가들이 미국에서 해결책을 제안했다. 세균이 인간의 인슐린을 생산한다는 것이다. 이를 위해 연구가들은 '대장균'의 유전물질에 인슐린에 필요한 인간 유전자를 이식해서, 유전자를 세균의 DNA와 결합시켰다. 이런 식으로 세균은 인간의 인슐린과 똑같이 구성된 인슐린을 생산했다. 1982년 인슐린은 미국에서 유전공학 방식으로 생산된 최초의 의약품으로 허용되었다. 1990년대 말부터는 독일에서도 인간 인슐린이 생산되고 있다.

인슐린

4. 다양한 혈액

17세기 중반부터 의사들은 출혈 시 발생한 손실을 건강한 사람의 수

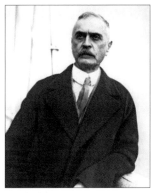
카를 란트슈타이너

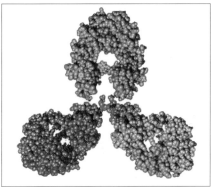
항체의 구조

혈을 통해 메우려고 매번 시도를 했었다. 이따금 성공하는 적도 있었지만, 환자의 사망을 촉진시키거나 심각한 합병증이 나타나는 경우가 많았다.

　이런 상황은 1900년 오스트리아 의사인 카를 란트슈타이너(Karl Landsteiner, 1868~1943)[19]가 혈액형을 발견하자 비로소 바뀌었다. 란트슈타이너는 자신의 연구를 위해 자신과 동료들로부터 혈액 샘플을 채취해서 혈장과 적혈구로 분리시켰다. 그런 다음 각각의 혈장을 다른 사람의 적혈구와 혼합시켰다. 이때 란트슈타이너는 어떤 경우에는 혈장이 적혈구와 덩어리를 형성하고, 다른 경우에는 그렇지 않다는 사실을 관찰했다. 다시 말해서 덩어리를 이루어 혈액이 파괴되는 것은 타인의 혈액에 들어 있는 항원(Antigen)이라 불리는 특정한 물질이 자신의 혈액에 들어 있는 항체(Antibody)를 동원하기 때문에 발생했던 것이다. 항체는 단백질로 이루어져 있으며, 특정한 항원과 특이적으로 결합한다. 여

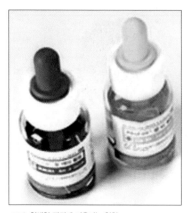
ABO 혈액형 판정에 이용되는 혈청

기서 란트슈타이너는 다양한 혈액형이 존재할 수밖에 없다는 결론에 도달했다. 란트슈타이너는 인간의 혈액형을 A, B, AB, O로 명명한 네 종류로 분류했는데, 지금도 수혈 시 결정적인 역할을 하는 체계이다.

ABO식 체계 외에도 다른 혈액형 분류가 존재한다. 아마도 Rh식 혈액형이 가장 잘 알려진 체계일 것이다. Rh식 혈액형에는 적혈구에 나타나는 Rh인자라 불리는 여러 개의 항원들이 속한다. 란트슈타이너는 1940년 붉은털원숭이(Rhesus Monkey)의 적혈구를 실험용 토끼에 주사했을 때 이 혈액형 체계를 발견했다. 토끼는 원숭이 혈액에 대응하는 항체를 형성했다. 또 다른 실험에서 란트슈타이너는 사전에 붉은털원숭이의 혈액으로 면역된 토끼의 혈청이 인간의 적혈구도 응집시킬 수 있다는 사실을 발견했다. Rh인자를 가진 사람을 Rh양성이라 부르고, Rh인자가 없는 사람을 Rh음성이라 부른다. 이 인자들은 혈액형과 마찬가지로 유전된다.

란트슈타이너의 연구는 의학의 세계상을 근본적으로 변화시켰다. 혈액형의 발견은 수혈을 가능케 했고, 수술기술을 결정적으로 향상시켰으며, 법의학에서 가령 친자확인이나 혈흔의 신원확인에 성공적으로 사용될 수 있었다.

지금은 AB형이 다른 혈액형을 전부 받아들이고, O형이 모든 혈액형에 수혈을 할 수 있다는 사실이 잘 알려져 있다. 이런 인식은 특히 수혈과 수술 시 아주 중요하다. 란트슈타이너는 혈액형의 발견으로 1930년 노벨 의학상을 받았다.

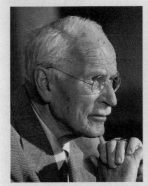

심리학자인 카를 구스타브 융(Carl Gustav Jung, 1875~1961)[20]은 전체적 고찰방식인 분석심리학의 창시자로 간주되고 있다. 그래서 융은 전체론(Holism)[21]의 아버지로도 여겨지고 있다. 융은 전체 주변 환경과 인간의 관계에서 원인과 결과의 원칙이 실현된다고 생각하기보다는, 사건의 동시성을 믿었다. 동시성이란 사건들이 우연하지 않게 동시적으로 발생하는 것을 의미한다.

카를 구스타브 융

5. 내분비학의 시작

의학적 사고만큼이나 오래된 '체액론'은 올바르거나 잘못된 체액구성으로 건강과 질병을 추론한다. 호르몬(그리스어로 hormao=전달자)의 발견으로 이 오래된 견해는 20세기에 새롭게 부활하게 되었다. 혈액이 결코 산소와 양분의 수송에만 이용되는 것이 아니라, 자극전달이라는 중요한 임무도 지니고 있다는 사실이 발견된 것이다. 다양한 내분비선에서 형성되고 미세한 양이 혈액에 전달되는 호르몬은 신경계와 더불어 생명체를 조종하고, 혈관을 통해 언제든 신체의 구석진 곳에 도달해서

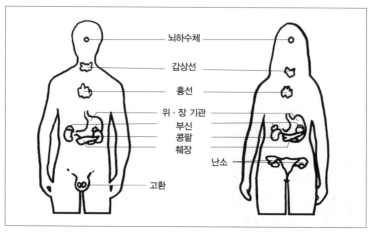

호르몬이 생성되는 신체의 내분비선

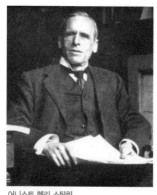

어니스트 헨리 스탈링

각각의 상황에 적합한 행동을 하도록 장기에 지시를 내릴 수 있다. 호르몬은 현재 존재하는 욕구가 요구하는 대로 장기의 기능을 활성화시키고, 억제하고, 촉진시키고, 전환시키는 작용을 한다.

영국의 생리학자인 어니스트 헨리 스탈 링 (Ernest Henry Starling, 1866~1927)[22]과 윌리엄 매독 베일리스 (William Maddock Bayliss, 1860~1924)[23]는 1902년 호르몬 연구에서 중요한 업적을 이룩했다. 두 사람은 췌장으로 이어지는 모든 신경을 절단한 후에도 췌장이 정상적으로 기능한다는 사실을 발견했다. 췌장은 위의

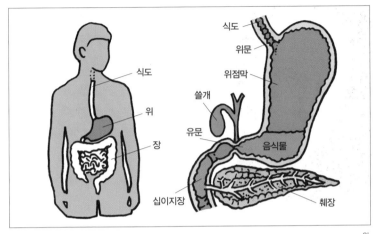

식도
위문
위점막
쓸개
유문
음식물
십이지장
췌장

식도
위
장

위

내용물이 장에 도달하자마자 소화물질을 분비했다. 이때 십이지장은 두 과학자가 '세크레틴(Secretin)'[24]이라 부른 분비물을 내보냈다. 세크레틴은 췌장이 소화를 촉진시키는 물질을 분비하는 것을 책임지고 있다. 1904년 스탈링은 특수한 내분비선을 통해 혈액에 도달해서 다른 장기도 활성화하는 모든 물질을 지칭하는 명칭을 제안했는데, 바로 호르몬이다.

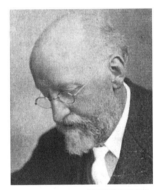

윌리엄 매독 베일리스

그 후 경미한 농도로 혈관에 존재하는 다수의 호르몬이 발견되었다. 호르몬은 신체의 화학적 반응하에서 평형을 유지하거나 필요한 경우 변화를 유도하기 위해 작용을 서로 정확하게 조율한다.

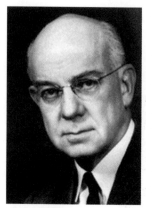

에드워드 캘빈 켄들

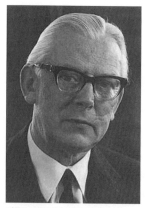

아돌프 프레드리히 요한 부테난트

1905년에 이미 일본계 미국인인 화학자 다카미네 조키치(高峰讓吉, 1854~ 1922)[25]가 부신 내부에서 에피네프린(Epinephrine)[26]을 발견해서, 신체활동이나 스트레스 시 부신이 글리코겐(Glycogen)[27]의 신진대사를 활성화한다고 믿었다.

미국의 생화학자인 에드워드 캘빈 켄들(Edward Calvin Kendall, 1886~1972)[28]은 1916년 처음으로 갑상선 호르몬인 티록신(Thyroxine)[29]을 추출할 수 있었다.

캐나다 의사인 프레더릭 그랜트 밴팅과 그의 조수인 찰스 허버트 베스트는 초기 호르몬 연구에서 획기적인 성공을 거두었다. 이들은 췌장 호르몬인 인슐린을 추출해서, 당을 에너지로 전환시키는 조절작용에 장애가 있는 당뇨병의 치료방식을 제시하는 데 성공했다. 당뇨병 환자에게 인슐린을 사용하는 것은 20세기 의학에서 가장 뛰어난 발전에 속한다. 독일의 화학자 아돌프 프레드리히 요한 부테난트(Adolf Friedrich Johann Butenandt, 1903~1995)[30]는 1929년 난소와 고환에서 성호르몬을 분리시켰고, 폴란드 출신의 스위스 화학자 타데우시 라이히슈타인(Tadeusz Reichstein, 1897~1996)[31]은 켄들과 함께 부신에서 나오는 코르티코스테로이드(Corticosteroid)[32]라 불리는 호르몬들을 분리했다.

6개의 활성 호르몬 중 4개를 분리해서 이들 중 하나를 처음으로 합성하는 데 성공했는데, 특히 염증을 효과적으로 억제하는 코르티손(Cortisone)[33]이 유도되는 코르티코스테론(Corticosterone)[34]이다.

호르몬의 발견과 내분비학의 확립은 진단학과 치료를 위한 이정표였다.

6. 멘델의 재발견

영국의 유전학자인 윌리엄 베이트슨(William Bateson, 1861~1926)[35]은 학업을 마친 후 진화의 과정을 이해하기 위해 먼저 해부학적 연구와 형태학적 연구를 시작했다. 그는 생물체가 보통 아주 뚜렷하게 서로 구분되고, 생물체의 특정한 성질이 계통발생사에서 갑자기 나타났다 사라지는 현상을 관찰했다. 마찬가지로 눈에 띈 것은 그런 변화가 다음 번 세대에 중단될 수 있다는 사실이었다.

여기서 베이트슨은 진화가 지속적으로 진행되는 것이 아니라 대부분 불규칙적으로 진행된다는 결론을 내렸다.

자신의 이론에 대한 다른 증거를 찾기 위해 베이트슨은 특징들의 유전을 연구하기 시작했다. 1900년 베이트슨은 자신의 연구와 관련하여 오스트리아의 수도사인 그레고르 요한 멘델(Gregor Johann Mendel, 1822~1884)[36]이 19세기에 연구한 문헌과 마주쳤다. 멘델은 콩과식물을

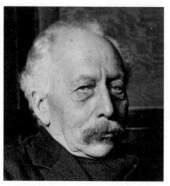
윌리엄 베이트슨

이용해 실행했던 실험을 기술했다. 베이트슨은 멘델의 연구가 자신의 관찰 중 일부를 입증한다는 사실을 확인했다. 이것으로 베이트슨은 멘델의 유전설을 지지하는 최초의 옹호자 중 한 사람이 되었고, 멘델의 연구를 보완하는 독자적인 실험을 실시했다. 그러나 진화과정의 불연속성에 관한 베이트슨의 이론은 오늘날 더 이상 정확한 모델로 간주되지 않고 있다. 하지만 베이트슨은 멘델의 연구를 재발견하고, 독자적인 실험을 함으로써 20세기에 급속한 유전학 발전의 선구자가 되었다. 베이트슨은 1950년에 이미 유전학이라는 개념을 도입했었다.

❗ 멘델의 법칙

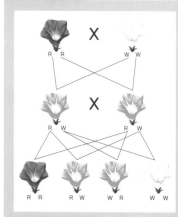
그레고르 멘델의 유전법칙

아우구스티누스회(Augustinian)[37]의 수도사였던 그레고르 멘델은 유전에 관한 근본적인 규정을 세웠지만, 당시에는 몰이해와 무관심에 부딪쳤다. 멘델은 1856년에서 1864년까지 수도원의 정원에서 다양한 완두콩과 콩 종류를 이용해 유명한 교배실험을 했었다. 자신이 1865년에 정립한 유전법칙으로 멘델은 부모의 성질이 어떤 표본에 따라 자손에게 전달되는지 설명할 수 있었는데, 이것은 식물뿐 아니라 동물과 인간에게도 해당된다.

그의 이름을 딴 세 가지 법칙은 독립의 법칙, 분리의 법칙, 우열의 법칙이다.

7. 미세한 골칫거리

탄저병균과 닭 콜레라균을 발견했던 프랑스 화학자 루이스 파스퇴르조차도 광견병의 병원체를 확인하는 데 성공하지 못했다. 파스퇴르는 광견병균이 너무 작아서 당시의 현미경 기술로는 볼 수가 없다고 추측했다. 병원체가 일반적인 세균보다 훨씬 더 작을 수 있다는 사실은 담배모자이크병[38)]에서 입증되었다. 병든 담배의 수액이 건강한 담배를 감염시킨다는 것은 일반적으로 잘 알려져 있었다.

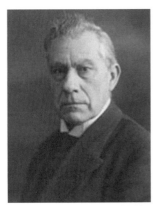

마르티누스 빌렘 베이제린크

하지만 러시아의 생물학자인 드미트리 이바노프스키(Dmitri Ivanovski, 1864~1920)[39)]가 비로소 병든 담배의 수액이 세균 여과기를 통과한 후에도 전염성이 있다는 사실을 입증했다. 네덜란드의 식물학자인 마르티누스 빌렘 베이제린크(Martinus Willem Beijerinck, 1851~1931)[40)]도 1898년에 이 사실을 발견했다.

베이제린크의 연구는 바이러스학의 시작이 되었다. 베이제린크는 박테리아보다 훨씬 더 작은 병원체에 '여과되는 바이러스(라틴어로 virus= 독)' 라는 명칭을 부여했다. 바이러스는 생물과 무생물의 중간 형태이다. 바이러스는 살아 있는 세포 내에서만 증식을 하며, 이때 숙주를 손상시킨다. 바이러스의 발견은 다른 질병들의 명명을 가능케 했다. 독일의 세균학자인 프리드리히 아우구스트 요하네스 뢰플러(Friedrich August

Johannes Loffler, 1852~1915)[41]는 1897년 입발굽병(Foot-and-mouth disease)[42]이 바이러스에 기인한다는 사실을 보여 주었다.

그 후 과학자들은 소아마비, 발진티푸스, 홍역(紅疫, Measles)[43], 유행성이하선염(流行性耳下腺炎, Epidemic parotitis)[44], 수두(水痘, Chickenpox)[45], 유행성 독감, 일반적인 감기 등에서도 바이러스가 원인이라는 사실을 밝혀냈다. 1935년 미국의 생화학자들은 담배모자이크 바이러스를 결정화하는 데 성공했다. 이 바이러스는 유전물질인 RNA[46]와 이를 둘러싸고 있는 단백질로 구성되어 있다. 1940년대에는 전자현미경의 개발 덕택으로 처음으로 바이러스를 볼 수 있게 되었다.

1) 적합한 백신

바이러스 질병에 적합한 백신을 찾는 일은 힘든 것으로 밝혀졌다. 심각한 증상을 유발하지 않으면서 필요한 항체를 생성시키는 바이러스종이 발견되어야 했다.

루이스 파스퇴르가 이미 세균성 질병에서 비슷한 방식을 사용했었다. 1937년 남아공화국의 미생물학자인 막스 텔러(Max Theller, 1899~1972)[47]는 황열(黃熱, Yellow fever)[48]의 백신을 개발했다. 미국의 미생물학자인 존 프랭클린 엔더스(John Franklin Enders, 1897~1985)[49]와 그의 동료들은 척추소아마비 바이러스를 배양하는 데 성공했다. 1957년에는 미생물학자인 앨버트 브루스 세이빈(Albert Bruce Sabin, 1906~1993)[50]이 소아마비의 세 변종에 대해 각각 약독화(弱毒化)시킨 바이러스종을 발견해서 적합한 백신을 제조하는 데 성공했다.

세포배양방식의 개발은 바이러스 연구에 결정적인 기여를 했다. 그래서 바이러스를 시험관에 배양하는 것이 가능해졌다. 1960년대와 70년대에는 무수한 바이러스들이 발견되고 분석되었다.

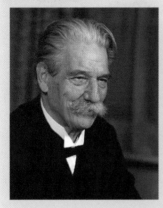

개신교 신학자이자 철학자이며 선교의사인 알베르트 슈바이처(Albert Schweitzer, 1875~1965)[51]는 아프리카에서 행한 활동으로 1952년 노벨 평화상을 수상하였다. 슈바이처는 1927년 랑바레네(Lambarene)[52]에 병원을 설립했는데 주로 나병환자들을 치료했다. 슈바이처는 이 병원에서 평생 동안 종사했다. 슈바이처에게는 '생명에 대한 경외'가 중요한 원동력 중 하나였다.

알베르트 슈바이처

8. 신경세포

뇌와 신경은 신체의 중앙통제 시스템을 형성하고 있다. 이들은 신체기능이 제대로 진행되고 감각을 인지하는 것을 가능하게 해주며, 정신활동의 개발도 책임지고 있다. 뇌에는 천억 개 이상의 신경세포(뉴런)가 존재한다. 신경세포는 복잡한 신경섬유조직을 통해 서로 연결되어 있다. 신경계의 활동은 한편으로 개개의 신경세포 내에서 발생하는 전기신호에, 다른 한편으로는 신경세포들 간에 진행되는 화학신호에 기인한다. 신경세포들 간의 접촉지점은 시냅스(Synapse)[53]이다.

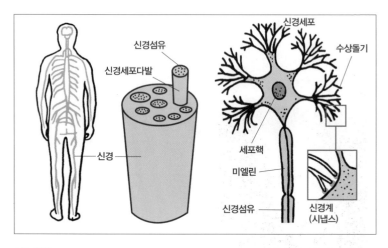

신경세포

수상돌기

신경섬유

신경세포다발

세포핵

미엘린

신경섬유

신경계
(시냅스)

신경

뇌와 신경계

　고대에는 특별한 '영(靈)'이 신경을 통해 흐른다고 믿었지만, 이탈리
아 의사인 루이지 갈바니는 신경기능과 근육기능 간의 관계를 발견했던
1791년에 이미 그런 오류를 정리했다. 갈바니의 개구리 실험은 근육에
의해 생성되는 '동물전기'가 존재해야 한다는 사실을 입증했다. 특정한
동물세포가 배터리처럼 기능하고, 세포의 전하과잉이 자극을 유발할 수
있다는 갈바니의 생각은 옳은 것으로 밝혀졌다. 하지만 신경섬유와 근
육을 따라 흐르는 경미한 전류를 측정할 수 있기까지는 수년이 걸렸다.
1903년 네덜란드의 생리학자인 빌렘 에인트호번은 극도로 미약한 전류
를 표시할 수 있는 아주 민감한 현전류계(弦電流計)를 고안해냈다. 에인
트호번은 피부에 장착한 전극을 이용해서 심전도를 심장의 전위변화를
측정하는 데 사용했다. 머리에 장착한 전극을 통해 두뇌활동 시 발생하

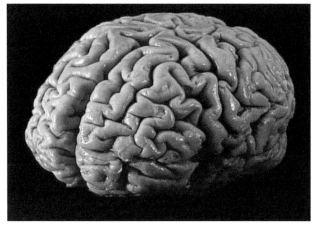

인간의 뇌

는 주기적인 전위변화를 측정했던 독일의 정신분석학자 한스 베르거 (Hans Berger, 1873~1941)[54]도 비슷한 성과를 올렸다. 뇌전도(腦電圖)[55]를 이용해 간질 같은 질병을 진단할 수 있었다.

1) 전달물질

1921년 독일의 생리학자 오토 뢰비 (Otto Loewi, 1873~1961)[56]는 전기적 자극이 스스로 두 신경세포 사이의 시냅스를 뛰어넘을 수 있는 것이 아니라, 다른 뭔가가 연결을 시켜야 한다는 사실을 입증하는 데 성공했다. 자극된 신경이 방출하는 화학물질인 신경전달

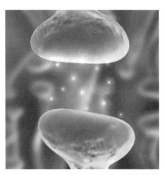

신경전달물질

물질(Neurotransmitter)[57]이 개개의 신경세포들 사이의 공간을 지나서 전기적인 신경자극을 화학적 신호로 변환시킨다는 사실을 발견한 것이다. 영국의 생리학자 헨리 핼릿 데일(Henry Hallett Dale, 1875~1968)[58]은 이 화학물질에서 아세틸콜린(Acetylcholine)[59]이라는 화합물을 검출했다.

신경전달물질은 신경세포들을 연결시키는 전달물질이다. 신경전달물질은 열쇠–자물쇠–원칙에 따라 작동하는데, 다시 말해서 신경전달물질 분자는 적합한 수신 장소에 정확하게 들어맞는다. 가장 잘 알려진 전달물질로는 아세틸콜린 외에 도파민(Dopamine)[60]과 세로토닌(Serotonin)[61]이 있다. 신경전달물질의 발견은—그 사이 100개가 넘는 전달물질이 알려져 있는데— 신경계를 더 잘 이해하는 데 이바지했고, 알츠하이머병(Alzheimer's disease)[62]이나 파킨슨병(Parkinson's disease)[63] 같은 질병을 진단해서 완화시킬 수 있었다.

9. 의약품의 여왕

19세기 후반에는 산업혁명의 결과로 점점 더 많은 사람들이 도시로 이주했다. 밀집된 협소함, 도처의 오물, 열악한 영양상태, 끔찍한 위생 조건 등은 몇몇 병원체에게 이상적인 터전을 제공했다. 콜레라, 티푸스, 천연두, 결핵, 폐렴 등이 급속히 확산되었다.

출생, 사망원인, 사망지역 등에 관한 통계조사가 시작되자 생활조건과 노동조건 간의 관계가 명백해졌고, 공공 보건복지국은 구제책을 찾

앉다. 의학도 질병을 유발하는 병원체의 퇴치에 노력을 기울였다.

루이스 파스퇴르가 이미 세균을 죽이는 곰팡이의 작용방식을(살균성) 알고 있었다. 곰팡이에서 의약품을 제조하려는 시도는 19세기 말에 이미 행해졌지만, 대부분 자금난으로 실패했다. 새로운 사상균 연구는 영국의

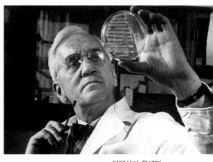

알렉산더 플레밍

세균학자인 알렉산더 플레밍(Alexander Fleming, 1881~1955)[64]의 우연한 관찰에서 비롯되었다.

1928년 9월 포도상구균을 이용한 실험실 연구에서 푸른곰팡이가 배양기에 침전된 사실을 확인했다. 곰팡이 주변에는 세균들이 너무 투명해서, 마치 용해된 것처럼 보였다. 이것으로 플레밍은 최초로 미생물에 대한 푸른곰팡이의 용해력을 관찰한 것이다.

또 다른 실험에서 플레밍은 성장을 억제하는 성질을 확인한다. 플레밍은 처음에 곰팡이를 '곰팡이즙(mould juice)'이라 불렀다가 1929년 3월 7일 페니실린이라는 명칭을 붙였다.

1929년 발표된 〈페니실린 배양의 항균작용〉이라는 보고에서 플레밍은 페니실린이 특히 화농성 세균을 죽이고, 성장을 억제하는 작용을 한다는 사실을 설명했다. 하지만 플레밍은 다량의 페니실린을 분리하는 데 성공하지 못했고, 이따금 외상소독이나 동물실험에만 페니실린을 사용했다. 그래서 그의 미래지향적인 발견은 학계에 그다지 알려지지 않았다.

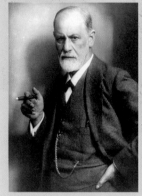

헬레네 도이치(Helene Deutsch, 1884~1982)[65]는 정신분석의 창시자인 지그문트 프로이트(Sigmund Freud, 1856~1939)[66]의 제자였으며, 나중에는 조수이자 동료였다. 도이치는 여성심리학을 다룬 최초의 여성이었다. 프로이트가 지금까지 통용되는 여성에 관한 성차별적 정신분석 이론을 기초했음에도 불구하고, 프로이트에게 있어서 여성은 '암흑의 대륙'이었다. 프로이트는 여성들의 정당한 사회적·정치적 요구들을 '여자가 뭘 하겠다는 거지?'라는 짜증난 물음으로 무시했다. 헬레네 도이치가 여성에 관한 프로이트의 이론을 진지하게 의심한 적은 없었지만, 수많은 자신의 저서에서 처음으로 여성들의 정신적 문제에 대해 주의를 환기시켰으며, 프로이트가 언급한 암흑의 대륙에 일말의 서광을 가져왔다. 프로이트에게 도이치는 자신

지그문트 프로이트

이 호의적으로 '페미니스트'라 불렀던 여성 집단에 속하는 인물이었다.

1) 항생물질의 분리

플레밍의 연구는 1938년에 비로소 영국의 연구팀에 의해 재개되었다. 병리학자인 하워드 월터 플로리(Howard Walter Florey, 1898~1968)[67]와 화학자인 에른스트 보리스 체인(Ernst Boris Chain, 1906~1979)[68]은 페니실린을 좀 더 자세히 관찰했다. 두 사람은 세균을 죽이는 화합물인 항생물질을 분리하는 데 성공했다. 이들은 아주 많은 양을 제조했기 때문에 세균감염을 퇴치하기 위해 동물과 인간에게 항생물질을 사용할 수 있었다. 하지만 페니실린을 포괄적으로 치료에 사용하기 위해서는 더 많은 양이 필요했다. 두 사람은 미국에서 지원을 받았다. 록펠러 재단(Rockefeller Foundation)[69]과 미국 농림부의 재정적 지

원으로 페니실린을 대량생산하기 시작한 것이다. 1944년부터는 정제되고 농축된 페니실린이 생산되었다. 이 약품은 처음에 전쟁 시 특히 수요가 많은 미국군대에서만 사용되었었다. 그러나 1945년부터는 누구나 처방전에 따라 항생제를 구입할 수 있었다. 그 해에 플레밍, 체인, 플로리는 페니실린과 다양한 전염병에서 보인 페니실린의 치유효과를 발견한 공로로 노벨 생리학·의학상을 수상했다.

페니실린은 최초의 효과적인 항생제였다. 페니실린의 사용은 의학에 혁신을 불러일으켰으며, 매독(梅毒, Syphilis)[70]이나 성홍열(猩紅熱, Scarlet fever)[71] 같은 세균성 전염병을 막았다. 페니실린은 이중으로 작용하는데, 세균을 죽이고, 세균의 성장을 억제하며, 성장하거나 증식하는 생물체만 죽인다.

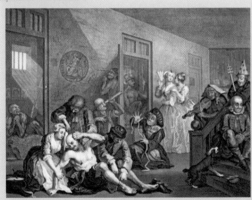
베들레헴 로열 병원 묘사(1675년 작)

히포크라테스가 이미 정신병의 본질에 관해 많은 것을 알고 있었지만, 중세에도 여전히 정신병 환자는 악령에 홀리거나 저주를 받은 것으로 간주되었고, 범죄자들과 함께 감옥에 갇히는 경우가 많았다. 1377년 런던의 베들레헴 로열 병원(Bethlem Royal Hospital)은 정신병 환자를 수용한 최초의 병원 중 하나였다. 18세기에는 정신병원을 방문해서 환자들의 고통을 보고 즐기는 것이 인기 있는 소일거리였다. 19세기에는 정신병 환자들을 위한 특수병원과 요양시설이 생겨났다. 이 질병들 중 다수가 뇌구조나 뇌의 화학적 과정에서 발생하는 이상을 통해 유발된다는 사실이 알려졌다. 20세기에는 의약품, 외과수술, 정신분석, 대화요법 등으로 성공을 거두었다. 정신병 연구는 독자적인 분야가 되었는데, 바로 정신과이다.

10. 신경계 질환

정신과는 의학의 여러 분야 중 가장 최근에 생긴 분야이다. 19세기 말 무렵에 의학은 대부분의 신경계 질환에 대해 만족스런 설명이나 효과적인 치료방식을 제공하지 못했다.

18세기의 계몽주의는 정신병 환자들을 진지하게 받아들이는 데 큰 기여를 했다. 정신장애가 죄악이나 신들린 상태가 아니라, 질병이라는 인식은 당사자들의 인간적인 치료를 가능케 했다. 그때까지 정신병 환자들은 대부분 비인간적인 조건하에서 근근이 생명을 부지했었다. 환자들이 폭력에 시달리는 경우도 드물지 않았다. 환자들을 정신적 · 사회적으로 돌보는 일이 발전하는 데 중요했던 것은 새로운 치료상의 낙관론이었다.

이런 사고의 전환은 특히 영국에서 시작되었다. 퀘이커교(Quakers)[72] 신자인 윌리엄 튜크(William Tuke, 1732~1822)는 1794년 요크(York)[73]에 개인 정신병원을 설립해서 '피난처(The Retreat)'라는 방향 제시적인 명칭을 부여했다. 빌헬름 그리징거는 정신병 환자들의 폭력 없는 치료를 성공적으로 추구했던 최초의 독일 정신과의사 중 한 사람이다. 그후 정신병 환자들의 집중적인 관찰을 통해 의사들은 치매(癡呆,

Dementia)[74], 편집증(Paranoia)[75], 조울증(躁鬱症, Manic depressive bipolar disorder)[76], 전간(癲癎, Epilepsy)[77] 등을 식별하고 진행과정을 기술하는 데 성공했다.

1) 뇌파계

발명된 기구들 중 뇌파계(腦波計, Electroencephalograph)는 뇌질환과 신경질환의 진단에 가장 중요한 기구였다. 1929년 독일의 정신과 의사인 한스 베르거(Hans Berger, 1873~1941)는 인간의 두뇌피부에 두뇌활동을 추론할 수 있게 해주는 뇌파가 끊임없이 발생한다는 사실을 발견했다. 뇌파는 심장 활동의 경우보다 100분의 1 정도로 작았다. 이 뇌파를 측정하기 위해 고무밴드나 접착제를 이용해 축축한 은판

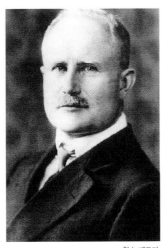

한스 베르거

을 두뇌피부 여러 곳에 고정시켰는데, 은판은 전선을 통해 기록 장치와 연결되어 있었다. 두 전극 간의 전위차는 전기적으로 증폭되어서 움직이는 펜을 이용해 기록용지에 곡선으로 표시되었다. 이런 뇌전도는 다양한 파동형태를 나타내며, 다양한 의식 상태를 보여 준다. 가령 뇌종양 같은 심각한 뇌손상의 경우 뇌파의 변화를 관찰할 수 있게 되었다. 비정상적인 흥분조성과 흥분제한의 결여로 인해 발작 증세를 유발하는 질병인 전간도 뇌전도상의 변화를 통해 정체를 드러냈다.

11. 최초의 심장 카테터

독일의 외과의사인 베르너 테오도어 포르스만(Werner Theodor Forssmann, 1904~1979)[78]이 1929년 에버스발트(Eberswald)[79]의 아우구스트 빅토리아 병원에서 조수로 심장 카테터를 발명했을 당시, 그의 나이는 25세에 불과했다.

포르스만은 환자의 타진을 비롯해서, 엑스레이 사진, 심전도에 이르기까지 기존의 검사방식에 만족하지 않았다.

그가 찾던 것은 심장내부를 탐색하는 방식이었다. 사체를 이용한 실험 후, 1929년 초여름 처음으로 자기실험을 시작했다.

이때 포르스만은 완전히 의식이 있는 상태로 X선 감시하에 가늘고 유연한 관을 팔꿈치에서 심장의 우심방까지 진입시켰는데, 실제로 전혀 통증을 느끼지 않았다.

그 후 포르스만은 무수한 자기실험에서 이 새로운 형태의 심장진단 기술을 완성시켰고, 심장을 조영제(造影劑)로 채우는 것이 안전하게 가능하다는 사실도 입증했다.

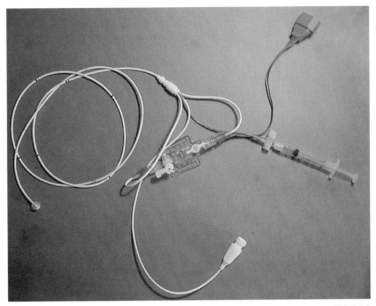

심장 카테터

　포르스만이 1931년 4월 제55차 독일 외과의사 학회에서 마지막 연사 중 한 사람으로 연단에 서서 심장질환의 연구와 치료에 관한 획기적인 가능성을 소개했을 때, 청중은 그다지 관심을 보이지 않았다.

　포르스만은 1956년에야 비로소 그 사이 자신의 발명을 현대 심장외과의 필수적인 방식으로 발전시킨 두 명의 미국 외과의사와 함께 자신의 선구적인 연구로 노벨상을 받았다.

12. 세균 감염

항생작용을 처음 관찰한 것은 19세기의 프랑스 화학자 루이스 파스퇴르였다. 파스퇴르는 특정한 세균이 탄저병균을 죽일 수 있다는 사실을 발견했다. 독일의 의사이자 화학자인 파울 에를리히의 실험은 1909년 살바르산의 개발을 가져왔는데, 살바르산은 비소를 함유한 물질로, 페니실린이 발견되기 전까지 매독 치료에 사용되었다. 1929년 알렉산더 플레밍이 우연히 푸른곰팡이가 세균배양을 파괴한 사실을 확인했을 때, 자신이 인류에게 어떤 공헌을 했는지 짐작조차 못했었다. 플레밍은 세균을 연구하던 중 푸른곰팡이의 포자가 몇몇 세균을 죽인다는 사실을 발견했다. 이 발견은 결핵, 콜레라, 창상괴저 같은 전염병이 대부분의 경우 치명적으로 끝나는 시기에 이루어졌다. 그래서 갑자기 인류의 재앙이 극복 가능하게 되었다. 1940년대에는 영국의 과학자 하워드 플로리와 에른스트 보리스 체인이 획기적인 생산에 성공하여 1945년부터는 순수한 페니실린이 전염병 치료를 위해 충분히 사용될 수 있었다.

❗ 모유 수유 대 유모제도

고대부터 수천 년에 걸쳐 산모가 당분간 신생아를 직접 수유해서는 안 된다는 견해가 유지되었는데, 유선에서 분비되는 초유가 소화가 안 되고 해롭다고 여겼기 때문이다. 그래서 수유는 유모들이 전담했다.

고대문명의 멸망 후 갑자기 아기를 직접 수유하는 것이 유행했다가, 중세에 다시 성직자들과 의사들이 유모제도를 더 우수하다고 여겼다.

인문주의 시대에는 데시데리우스 에라스무스(Desiderius Erasmus, 1465(69)~1536)[80]나 체코의 교육자인 요한 아모스 코메니우스(Johann Amos Comenius, 1592~1670)[81] 같은 학자들이 낯선 여성들로 하여금 자식들을 수유시키는 여성들에 맞서 싸웠다.

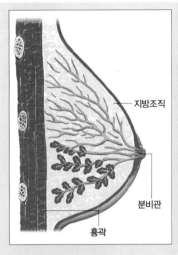

프랑스의 계몽주의자인 장 자크 루소 (Jean Jacques Rousseau, 1712~1778)[82]는 자신의 교육소설인 〈에밀〉에서 모유 수유를 주창했다. 독일어권 영역에서는 크리스토프 빌헬름 후펠란트 (Christoph Wilhelm Hufeland, 1762~1836)[83]가 사고의 전환을 위해 애를 썼다. 하지만 20세기 초 발전하는 유아 복지시설과 더불어 비로소 모유 수유가 마침내 고대의 오류를 일소하고 일반적으로 통용되었다.

지방조직

분비관

흉곽

유선

1) 국민전염병 제1호 – 결핵

1947년 4월 「뉴욕 타임스」에는 다음과 같은 기사가 실렸다. '이제 100년 이래 처음으로 결핵이 유럽의 살인자 1호이다.' 2차 세계대전 후 열악한 생활환경 속에서 특히 아이들이 고통을 겪어야 했다. 아이들은 유난히 빠르고 심하게 '흰색의 페스트'라 불린 결핵에 걸렸다. 그래서 결핵 퇴치는 보건당국의 가장 시급한 과제가 되었다. 그 후 1950년부터는 결핵 환자의 수가 지속적으로 감소했는데, 미국인 셀먼 에이브러햄 왁스먼(Selman Abraham Waksman, 1888~1973)[85]이 결핵을 치료하는 효과적인 약품(항생제)인 '스트렙토마이신(Streptomycin)'[86]을 처음으로 개발했기 때문이다.

스트렙토마이신의 발견은 의학사에서 또 하나의 이정표였는데, 스트렙토마이신은 결핵퇴치에서 최초의 효과적인 수단이었다. 새로운 항생제의 발견으로 왁스먼은 1952년 노벨 생리학 · 의학상을 수상했다. 왁스먼은 1940년에 이미 항생제란 개념을 도입했고 정립하였다.

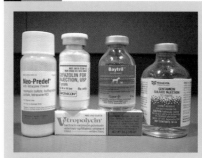

! 항생제

항생제(Antibiotics, 그리스어로 anti=반대, 적대, biotikos=생명에 속하는)는 대부분 곰팡이나 세균이 분비하는 화합물로, 세균을 선별적으로 죽일 수 있다. 지금은 이 개념이 인공적으로 생산한 물질도 포함한다. 합성해서 생산된 항생제는 화학치료제라고도 불린다. 항생제는 세균세포만 죽이고, 인체 세포를 손상시켜서는 안 된다. 항생제는 다양한 방식으로 작용하는데, 세균을 죽이거나 증식을 억제할 수 있다.

각종 항생제

13. DNA의 발견

디옥시리보핵산(Deoxyribonucleic acid, DNA)은 모든 생명체의 세포핵에서 염색체의 주성분을 이루며, 생명코드를 지니고 있고, 수정된 난세포에서 고슴도치가 나올지, 아니면 다른 어떤 생명체가 생성될지 책임을 진다. 핵산은 1869년 튀빙겐(Tubingen)[87]에서 스위스 의학자인 요한 프리드리히 미셰르(Johann Friedrich Miescher, 1844~1895)[88]에 의해 처음으로 분리되었다. 당시에는 아무도 이 핵산이 유전자의 분자기반이라는 사실을 예상하지 못했다.

생물학자들에게 유전자가 분자에 암호화 되어 있는 것이 분명하다는 생각이 들게 한 최초의 과학자는 오스트리아의 물리학자이자 노벨상 수상자인 어윈 슈뢰딩거(Erwin Schrodinger, 1887~1961)[89]였다. 그는 양자물리학의 공동 창시자인 닐스 헨리크 다비드 보어(Niels Henrik David Bohr, 1885~1962)[90]의 권유에 따라 〈생명이란 무엇인가?〉라는 책을 집필했고, 이 책은 1944년에 출판되었다. 미국의 젊은 학생인 제임스 듀이 왓슨(James Dewey Watson, 1928~)[91]은 슈뢰딩거의 책을 탐

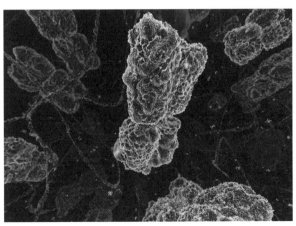

염색체 현미경 사진

독했고, 그 결과 케임브리지 대학에서 친구이자 동료인 프란치스 하뤼 컴프턴 크릭(Francis Harry Compton Crick, 1916~2004)[92]과 함께 1953년 DNA를 해독하기에 이른다.

DNA가 오랫동안 찾고 있던 모든 생명체의 유전물질이라는 사실을 맨 처음 인식한 생물학자는 일반적으로 거의 언급되지 않고 있다.

잊혀진 미국의 세균학자이자 의학자인 오스발트 시어도어 에버리 (Oswald Theodore Avery, 1877~1955)[93]가 바로 이 업적을 이룩했었다. 1944년 당시 67세이던 에버리는 유전정보가 수년간 추정되었듯이 단백질에 의해 전달되는 것이 아니라, 미셰르가 튀빙겐에서 분리한 DNA에 의해 전달된다는 사실을 입증했다. 이 발견은 뉴욕의 록펠러 연구소 병원에서 실시한 연쇄상구균실험 덕택이었다. 이 발견으로 DNA가 유전물질이라는 사실이 분명해졌다.

14. 나치즘의 의학

나치식의 독일에서는 의학에서 뚜렷한 패러다임(Paradigm)[94] 교체가 일어났는데, 이것은 개인의학을 멀리하는 것을 의미했다. 권력을 장악한 1933년 이후 나치주의자들은 자신들의 정치적 목표를 뒷받침할 의학체계를 확립하려고 애를 썼다. 그런 시도의 지상목표는 더 이상 환자 개개인을 최상으로 치료하는 것이 아니었다. 그때까지 정말 헌신적이던 학문은 독일 국민의 신체를 온전하게 보존하는 데 악용되었다. '신 독일 의학'이라는 우회로를 통해 나치주의자들은 의학에서 나치주의적 인종 우생학 사상을 확정하기 위한 발판을 마련했다.

1) 인종 우생학

인종 우생학은 원래 우생학에 대한 독일식 개념이었다. 지금은 '인종 우생학' 을 인종의 개량이나 민족의 유전적 질을 연구하는 이념, 사이비 학문적인 명제, 학설, 정책 등으로 요약하고 있다. 인종 우생학은 나치 주의자들에게 인종주의적 · 반유대인적 동기를 부여받은 차별, 박해, 살인 등에 대한 근거로 이용되었는데, 한편으로는 안락사 프로그램 및 인구정책과 관련된 범죄였고, 다른 한편으로는 아리아 혈통의 엘리트를 사육하기 위한 '생명의 샘(Lebensborn)'[95] 프로그램이었다.

나치의 인종주의적 의미로 아리아 인종과 다른 인종의 혼합은 국민건강의 목표와 일치할 수 없었고, 가능한 한 저지되어야 했다. 마찬가지로 질병, 특히 정신병과 간질의 유전은 나치주의적 의미로 국민건강에 해로웠다. 따라서 나치주의적 인종 우생학의 정신에 따라 당사자들에게 강제 불임시술이 진행되었는데, 이것은 동시에 이들의 노동력을 유지하는 것을 가능케 했다.

국민건강 이념은 1939년 히틀러의 안락사 지시에서 시작되었다. 특히 나치이념을 위해 노동력을 제공할 능력이 없다고 간주된 유전병이나 정신병에 걸린 성인과 신체적으로 불구인 아이들은 이른바 살 가치가 없는 생명으로 간주되어 살해되었다.

2) 요세프 멩겔레

아우슈비츠(Auschwitz)[96]는 독일과 점령지역 내에 있는 총 284개의

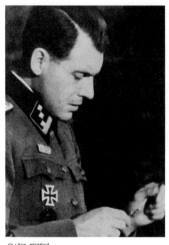
요세프 멩겔레

강제수용소 중 가장 큰 곳이다. 한때는 아우슈비츠에 50만 명이 수용되기도 했었다. 하지만 1945년 1월 27일 소련군에 의한 수용소 해방을 경험한 사람은 대략 7,000명에 불과했다. 최근 연구에 따르면 1942년 이후 아우슈비츠에서는 약 110만 명이 조직적으로 살해당했다. 그 후 아우슈비츠는 인간이 서로에게 가할 수 있는 모든 잔혹한 행위에 대한 동의어가 되었다.

요세프 멩겔레(Josef Mengele, 1911~1979)[97]는 아우슈비츠-비르케나우(Auschwitz-Birkenau) 강제수용소의 주임 의무관이 되었다. 수용소 의사들은 대량학살 과정에 단단히 연루되어 있었는데, 독가스 살인 및 사형집행을 감독하고, 수용소 내에서 수감자들을 선별하는 작업이 이들의 임무에 속했다.

그런데 멩겔레가 실제로 중점을 둔 것은 쌍둥이 연구였다. 그는 점점 더 광신적이 되어 잔혹한 연구에 빠져들었다. 연구목적은 완벽하고 신뢰할 만한 유전규정과 불리한 유전영향으로 인한 피해의 정도를 입증하는 것으로 추정된다. 멩겔레는 강제수용소로 보내진 모든 쌍둥이와 난쟁이들(두 번째로 중점을 두었던 연구대상)을 동일한 생활조건하에서 관찰했고, 사이비 학문적인 실험을 단행했다. 특히 완전히 의식이 있는 상태의 아이들에게 티푸스균을 주사하고, 아이들의 두개골을 절개하거나 어린아이들의 신체를 서로 봉합하는 것이 이 인체실험의 실체였다.

멩겔레는 대략 75만~80만 명의 수감자를 선별해서 독가스실로 보냈고, 자신의 실험으로 약 1,500명의 쌍둥이를 살해했다.

3) 사회진화론

나치즘의 인종학은 자기 민족의 열등한 요소도 근절시키려 했다. 이런 생각은 나치 세계관의 주요 내용인 사회진화론[98]에서 유래한다. 안락사, 강제불임시술, 생체실험 등은 의학이라는 명분 아래 자행된 나치의 범죄이다.

1933년 7월 14일에 유전병이 있는 자녀방지를 위한 단종법이 공포되었다. 이 법에 따르면 지적 장애(Intellectual and developmental disabilities)[99], 정신분열증(Schizophrenia)[100], 조울증, 유전성 간질, 헌팅턴 무도병(Huntington's chorea)[101], 유전성 시각장애, 유전성 청각장애, 유전성 기형, 중증 알코올 중독 등이 '유전병'으로 간주되었다. 공의나 보건기관은 이런 유전병을 신고할 의무가 있었다. 유전건강재판소는 사이비 절차에 따라 단종을 시킬 권한이 있었다. 안락사는 1939년부터 처음에는 아이들에게만 해당되었다. '기형이거나 지적장애인 아이들'은 3살까지(나중에는 17세까지) 부모의 동의 없이 특수아동 전문병동으로 보내진 후 살해되었다. 다양한 병원에 총

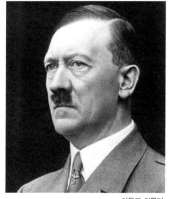

아돌프 히틀러

30개가 넘는 아동전문병동이 설치되었다.

얼마 안 있어 1939년 9월 1일로 날짜를 앞당긴 아돌프 히틀러(Adolf Hitler, 1889~1945)[102]의 전권위임을 토대로 성인의 안락사도 시작되었다. 이런 살인행위들은 'T4'[103]라는—베를린의 티어가르텐(Tiergarten, 동물원) 가 4번지 주소를 딴—명칭을 얻었다. 대부분의 정신과병동 환자들은 안락사 시설로 보내져서 독가스로 살해당했다.

15. 세포의 설계도

세포는 모든 생명체의 기본구성 요소를 이루고 있다. 외양과 임무에 있어서 차이가 많음에도 불구하고, 세포는 일련의 공통점을 가지고 있다. 모든 세포에는 신진대사와 에너지 획득에 이용되는 다양한 화학과정이 진행된다. 소수의 예외를 제외하면 거의 모든 세포가 분열을 통해 증식하는 능력이 있다. 세포는 특수한 표면구조를 통해 주변 환경과 연결되어 있고, 다양한 자극을 받아들여서 그에 응답할 수 있다. 모든 세포는 디옥시리보핵산(DNA)에 저장된 유전정보를 가지고 있다. 유전정보는 세포의 활동을 조종하고, 세포가 번식하고 자신의 성질을 전달하는 능력을 세포에 부여한다.

세포의 기본 설계도는 전자현미경을 통해 알아볼 수 있는데, 세포막이 감싸고 있는 액체 상태의 세포질은 소기관이라 불리는 일련의 미립자를 포함하고 있다. 여기에는 소포체(小胞體, Endoplasmic reticulum)[104], 리보솜(Ribosome)[105], 골지체(Golgi body)[106], 리소좀

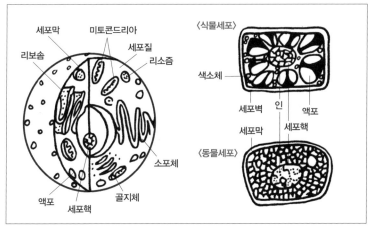

(Lysosome)[107], 중심소체(Centriole)[108], 미토콘드리아(Mitochondria)[109]
등이 속한다. 이들은 모두 중요한 임무를 수행한다. 세포의 실질적인 발
전소는 미토콘드리아이다. 미토콘드리아는 모든 신진대사에 필수적인
에너지를 생물학적 만능연료인 아데노신삼인산(Adenosine
triphosphate, ATP)[110] 형태로 공급한다. 세포의 중앙에는 세포핵
(Nucleus)[111]이 자리 잡고 있다. 세포핵 내부에는 유전정보를 저장하는
DNA 분자가 들어 있다. 유전자의 전달자는 염색체(染色體,
Chromosome)[112]이다.

영국의 과학자 로버트 훅(Robert Hooke, 1635~1703)[113]은 처음으로
'세포'라는 신조어를 만들어낸 인물이다. 훅은 현미경으로 코르크 조

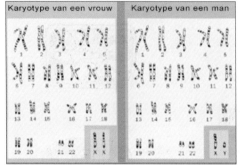

Karyotype van een vrouw　　Karyotype van een man

염색체의 구성

직을 관찰하던 중 미세한 구멍 형태의 물질을 발견했다. 다른 식물부분에서 유사한 구조를 발견하자, 혹은 구멍에 'Cells'라는 명칭을 붙였다. 하지만 1839년에 비로소 식물에서는 마티아스 야코브 슐라이덴(Matthias Jakob Schleiden, 1804~1881)[114]에 의해, 그리고 동물에서는 테오도어 슈반(Theodor Schwann, 1810~1882)[115]에 의해 기본구성 요소로서 세포의 명확한 기능이 확정되었다. 이들은 세포가 액체에서 결정화를 통해 생성되거나 오래된 세포에 의해 형성되는 것이 아니라, 모세포가 각각 두 개의 자세포로 분열한다는 사실을 밝혀냈다. 슈반은 모든 살아 있는 조직은 세포로 이루어졌다는 유명한 세포설을 정립했다. 1854년 루돌프 피르호는 이 이론을 완성시켜서 다음과 같이 표현했다. '모든 생명체는 세포로 이루어졌고, 세포는 항상 세포에서 유래한다.'

1931년부터 전자현미경의 발전은 세포의 구조를 정확하게 관찰할 수 있게 해주었다. 이때 1950년대가 탁월한 역할을 했다. 1950년 뉴욕 록펠러 연구소의 세포학자였던 앨버트 클로드(Albert Claude, 1899~1983)[116]는 처음으로 개별적인 세포의 구성요소들을 분리해서 분

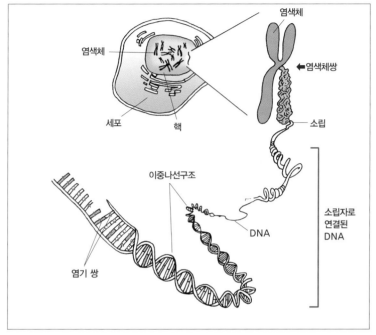

염색체 (염색체)

염색체

소립

소립자로
연결된
DNA

이중나선구조

DNA

염기 쌍

세포

핵

염색체쌍

염색체

석할 수 있었다. 클로드는 현대 세포생물학의 기초인 세포의 구조적, 기능적 조작을 발견한 공로로 1974년 게오르게 에밀 펄레이드(George Emil Palade, 1912~2008)[117], 크리스티앙 드 뒤브(Christian de Duve, 1917~)[118]와 함께 노벨 생리학·의학상을 수상했다.

유전공학을 통해(1973년부터) 인간의 세포는 조작이 가능해졌다. 그래서 지금은 단 하나의 세포에서 살아 있는 인간의 완벽한 복제(클론)가 더 이상 환상이 아니다.

버지니아 아프가(Virginia Apgar, 1909~1974)[119]는 신생아를 위한 점수체계를 개발했는데, 유명한 아프가 점수(Apgar score)로, 특정한 조사결과를 토대로 신생아의 생명력을 판단하는 것이다. 세계 어디서건 간에 상관없이 병원에서 태어난 아기는 아프가 점수에 따라 관찰되고, 생명기능이 평가된다. 1952년 이 평가기준이 도입된 이후 수백만 명의 신생아들이 생명을 건졌다.

아프가 점수 도입 전에는 의사들이 신생아의 출산 후 결정적인 첫 몇 분 동안 신생아의 건강상태를 판단할 수 있는 기준이 없었다. 그 후 이 기준으로 신생아의 건강에 결정적인 다섯 가지 관점이 점검되었다. 다섯 가지 증상의 첫 글자를 합치면 'APGAR'라는 명칭이 된다.

A = 외모와 피부색깔(Appearance, color)
P = 맥박 수(Pulse)
G = 반사흥분도(Grimace)
A = 활동성(Activity)
R = 호흡(Respiration)

1) DNA - 이중나선구조

유명한 DNA 이중나선구조는 — '왓슨 크릭 모형'이라고도 불리는 — 아마도 가장 유명한 분자생물학의 상징일 것이다. 1953년 제임스 왓슨과 프랜시스 크릭은 영국 케임브리지 대학의 캐번디시 연구소에서 공간적인 모델을 이용해 염색체의 분자구조인 DNA 이중나선이라는 자신들의 가설을 설명했다. 두 사람은 DNA가 고분자 복합핵산으로 유전정보 전달물질이라는 사실을 인식했으며, 세포분열 시 생물학적 특성을 정확하게 전달할 수 있는 화학적 메커니즘을 설명할 수 있었다. DNA의 분자영역에서 발생하는 돌연변이가 핵산의 순서가 바뀌는 데 기인한다는 사실이 명백해졌다. 이것은 아마도 찰스 다윈의 '자연도태설' 이후 생물학에서 거둔 가장 큰 성과였을 것이다.

이들의 공로는 유전자분자의 완벽하게 동일한 재생산 메커니즘을 규명한 데 있다. 두 사람은 1962년 DNA의 분자구조 발견 및 유전정보 전달에 관한 연구업적으로 노벨 생리학·의학상을 수상했다. 노벨상 수상소감에서 왓슨은 다음과 같이 회고했다. '생물학의 첫 관심사는 유전자 복제와 유전자가 단백질

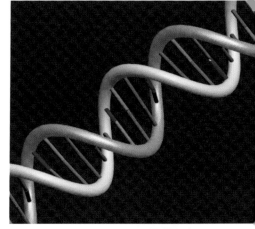

이중나선구조의 DNA

합성을 지휘하는 방식에 관한 지식이었다…….'

16. 호르몬 피임법

19세기 중반부터는 여성의 난소가 주기적으로 난자를 만들어낸다는 사실이 알려졌다. 1902년 어네스트 헨리 스탈링과 윌리엄 매독 베일리스는 특히 생식도 조절하는 신체자생물질인 호르몬을 발견했다. 1919년 오스트리아의 생리학자인 루드비히 하버란트(Ludwig Haberlandt, 1885~1932)[120]는 해결에 중요한 기여를 했다. 그는 여러 번의 동물실험 후 처음으로 여성에게 배란을 억제하는 수태 호르몬을 주입할 생각을 한 것이다. 1928년 미국의 과학자들이 중요한 발견을 했는데, 배란 후

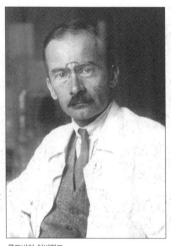
루드비히 하버란트

여성의 신체에서 다른 난세포의 성장을 저지하는 호르몬이 생산된다는 사실을 확인했다. 과학자들은 이 호르몬을 프로게스테론(Progesterone)[121]이라 명명했다. 1929년 미주리(Missouri)[122]에서는 연구가들이 여성의 성호르몬인 에스트로겐(Estrogen)[123]을 발견했다. 베를린에 있는 셰링회사의 화학자들은 1938년 마침내 최초의 합성 프로게스테론을 개발했다. 베르너 비켄바흐(Werner Bickenbach, 1900~1974)[124]는 1944년 이 합성 호르몬으로 최초의 피임실험을 했다.

1) 동기를 부여한 여성들

정치적으로 활발한 참여를 했던 미국 산아제한운동의 지도자 마거릿 생어(Margaret Sanger, 1883~1966)[125]와 생물학자인 캐서린 매코믹(Katharine McCormick, 1875~1967)[126]은 1950년대에 호르몬 피임약 개발에 결정적인 기여를 했다. 두 사람은 1951년 이 연구를 위해 생물학자인 그레고리 핀커스(Gregory Goodwin Pincus, 1903~1967)[127]를 얻을 수 있었다. 1940년대에 이미 화학자인 카를 제라시(Carl Djerassi, 1923~)[128]가 피임연구를 재수용했고, 1951년 게스타겐(Gestagen)[129]이라 불리는 효과적인 인공수태 호르몬의 합성에 성공했다. 이 새 물질은 노레티네드론(Norethinedron) 또는 노레티스테론(Norethisteron)이란 명칭을 얻었다. 핀커스와 동료들은 얼마 안 있어 동물실험에서 작용물질인 노레티노드렐(Norethynodrel)을 —상품명은 '에노비드(Enovid)'[130]— 사용하여 배란을 억제해서 임신을 저지할 수 있었다. 1954년 보스턴에서 50명의 여성에게 행해진 최초의 성공적인 임상실험을 위해 핀커스는 부인과의사인 존 록(John Rock, 1890~1984)의 도움을 받게 된다. 1957년 피임약은 처음에 월경불순 치료약으로 허용되었고, 1960년부터는 최초의 피임약으로 미국에서 허가를 받았다.

2) 독일 최초의 피임약 아노블라

2차 세계대전 전에 이미 안전한 피임약 연구에 적극적으로 참여했던 베를린의 제약회사 셰링은 1961년 아노블라(Anovlar)로 독일 최초의 피임약을 출시했다.

피임약의 도입은 많은 반대자들과 마주쳤다. 성교가 원칙적으로 번식에만 이용되어야 한다는 견해를 가진 천주교만 피임약을 반대했던 것은 아니다. 보수적인 생각을 지닌 사람들도 도덕의 종말을 우려했고, 무책임한 사고가 서서히 등장할 거라고 여겼다. 그래서 셰링에서는 처음에 피임약을 '월경불순을 제거하는 약'으로 시판했다.

경구피임약의 도입은 여성의 역할 이해에 근본적인 변화를 가져왔을 뿐만 아니라, 그와 더불어 우리사회에서 본질적인 변화도 불러일으켰다. 지금은 전 세계적으로 약 8천만 명의 여성이 호르몬 피임약을 통해 원치 않는 임신으로부터 자신을 보호하고 있다.

'천사를 만드는 여인'은 예전에 양육비를 착복하기 위해 특히 사생아인 어린 양자들을 고의적으로 죽게 하는(천사를 만드는) 여성에 대한 명칭이었다. 일상에서는 불법으로 낙태시술을 하는 여성을 은폐하듯 지칭했다. 이들은 조산원인 경우가 많았고, 위생적으로 위험한 조건 속에서 시술을 했기 때문에 자주 합병증, 불임, 심지어 사망도 유발했다. 기한부규정[131]이나 합법적인 낙태 가능성이 있는 나라에서는 불법 낙태시술자들이 거의 사라졌는데, 그런 나라에서는 일반적으로 부인과 의사가 낙태수술을 하기 때문이다.

17. 장기이식

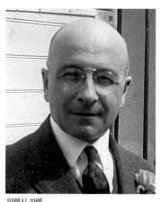

알렉시 카렐

장기이식 역사에서 가장 큰 관심을 끈 사건 중 하나는 1967년 12월 외과의사인 크리스티안 네틀링 바너드(Christiaan Neethling Barnard, 1922~2001)[132]에 의해 집도된 최초의 성공적인 심장이식 수술일 것이다. 인간의 장기를 대체하려는 최초의 시도는 19세기 말에 이미 존재했지만, 장기이식이 바너드의 선구적인 업적에서 실험단계를 벗어나기까지는 긴 여정이었다.

프랑스의 외과의사인 알렉시 카렐(Alexis Carrel, 1873~1944)[133]은 개체 내의 장기이식이 가능한 반면에(자가이식), 한 개체에서 다른 개체로 장기를 이식하는 것은(동종이식) 실패한다는 사실을 처음으로 알아차린 과학자 중 한 사람이다. 특히 인간과 동물 간의 이식에는(이종이식) 더더욱 이런 사실이 적용되었다.

그런데 처음에는 다양한 거부반응에 대한 새로운 인식을 얻을 수 없었기 때문에 1920년대와 30년대에 많은 연구가들이 장기이식을 포기했다. 2차 세계대전 후 비로소 특히 미국에서 이 영역에 새로운 노력을 기울였다. 미국에서는 1950년대 초 일련의 신장이식 수술이 시도되었지만, 거부반응 때문에 이식된 장기는 짧은 기간밖에 제 기능을 수행하지 못했다.

1) 기증자와 이식자

최초의 성공적인 신장이식은 1954년 보스턴에서 행해졌다. 수술 의사들은 신장병 환자의 일란성 쌍둥이 남동생에게서 이식할 신장을 떼어냈다. 그래서 조직의 유사성이 최대한 존재했다. 환자는 심근경색으로 사망할 때까지 새 신장으로 8년을 살았다.

그런데 심장, 간, 췌장 같은 다른 장기의 이식도 시도되었다. 쌍둥이에게서만 이식을 하려는 것이 아니었기 때문에, 거부반응을 억제하는 이른바 면역 억제방식이 발견되어야 했다. 이를 위해 환자를 방사선으로 치료했는데, 방사선은 면역을 억제하는 효과가 있었지만, 온몸을 너무 훼손시켜서 첫 시도에 많은 환자들이 사망했다. 1960년대 미국에서 시작된 면역억제를 위한 화학약품의 개발은 장기이식에 또 다른 발전을 가져왔다. 면역을 억제하는 의약품인 사이클로스포린(Cyclosporine)[134]으로 이 분야에서 엄청난 성공을 거두었는데, 사이클로스포린은 기존 의약품보다 훨씬 더 집중적으로 이식된 장기의 거부를 억제해서 부작용

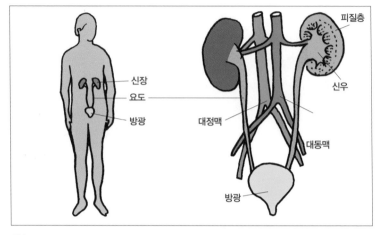
신장

도 적었다.

거부반응을 줄이는 또 다른 중요한 전략은 가능한 한 유사한 조직특성을 지닌 기증자와 이식자를 찾는 것이다. 지금은 조직친화성을 결정할 수 있는 방식이 존재한다. 적합한 장기기증자와 이식자를 중개하기 위해 네덜란드에는 유로트랜스플랜트(Eurotransplant)[135] 같은 조직이 설립되었는데, 독일, 오스트리아, 베네룩스 삼국 등을 담당하고 있다.

2) 바너드의 과감한 결정

1967년 12월 3일 격렬한 논쟁이 있었던 새로운 활동영역이 장기이식 외과의학에서 시작되었는데, 바로 심장이식이다. 이날 55세의 환자인 루이 워시칸스키(Louis Washkansky)는 케이프타운(Cape Town)[136]의

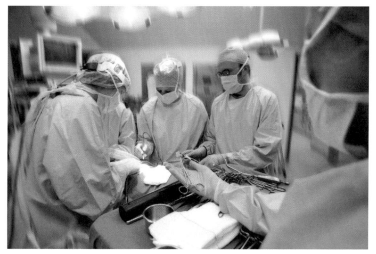

오늘날의 수술실 전경

그루트 슈어 병원에서 다른 사람의 심장을 이식받았다. 기증자는 몇 시간 전에 사망한 데니스 다발(Denise Darvall)이라는 25세의 여성이었다. 수술에는 외과의사인 크리스티안 바너드의 지도하에 30명으로 이루어진 의료팀이 참여했다. 5시간 후 심장은 대략 800바늘을 꿰매서 워시칸스키의 흉곽에 이식되었다. 하지만 기쁨은 오래 가지 못했는데, 환자는 18일 후 심부전이 아니라 폐렴으로 사망했다.

　시간이 지나면서 바너드는 자신의 팀과 함께 그루트 슈어 병원에서 총 420번의 심장이식 수술을 감행했다. 바너드가 사용한 기술은 지금까지 약 40,000번의 심장이식 수술에 응용되었고, 많은 사람들의 생명을 구했다.

18. 아슬아슬한 상황

율리우스 하케탈(Karl-Heinz Julius Hackethal, 1921~1997)[137]을 지난 몇 십 년간 가장 싸우기 좋아하고 논란이 분분했던 의사 중 한 사람이라고 부를 수 있는 것은 확실하다. 하케탈은 신분적인 이익과 확고한 지위를 굳힌 의사조직의 편협함에 맞선 불굴의 투지로 많은 사람들로부터 존경을 받았다.

그의 반대자들은 매스컴의 주목을 받으려는 욕구, 자기연출, 반쪽짜리 진실이라고 비난했고, 스캔들 의사로 혹평했다. 하케탈은 암 극복과 암 예방, 특히 전립선암(前立腺癌, Prostatic carcinoma)[138]에 관한 자신의 명제로 큰 관심을 불러일으켰다. 하케탈은 전립선암을 외과의의 수술로 인해 치명적인 호랑이가 되는 비교적 대수롭지 않은 '가축'이라고 표현했다.

킴제호(Chiemsee)[139]에 있는 자신의 암 전문 병원에서 하케탈은 자신의 명제들을 실천에 옮겼다. 결국에는 불치병 환자에게 안락사를 제공하는 것도 주저하지 않았다. 1974년 자신의 저서인 〈아슬아슬한 상황, 외과의의 기술과 실수 *Auf Messers Schneide, Kunst und Fehler der Chirurgen*〉로 더 유명해졌다. 이 책과 더불어 잦은 공개석상 출현으로 폭넓은 토론을 불러일으켰으며, 공중위생과 암 예방에 많은 개선을 가져왔다. 하케탈을 상대로 무수한 형사소송과 신분법과 관련된 소송이 잇따랐지만, 유죄판결을 받은 적은 없으며, 1997년 사망할 때까지 의사면허를 유지했다.

19. 컴퓨터 단층촬영

컴퓨터 단층촬영(CT)은 3차원적 사진을 만들기 위해 여러 방향에서 찍은 다수의 X선 사진을 컴퓨터를 이용해 조합한 것이다. 컴퓨터 단층촬영은 수학적인 방식을 바탕으로 하고 있는데, 이 방식은 1917년 오스트리아의 수학자인 요한 라돈(Johann Radon, 1887~1956)[140]에 의해 개발되었다. 당시에는 그 어떤 적용 가능성과도 거리가 먼 순전히 수학적인 인식이었던 라돈 변환(Radon transform)[141]이 지금은 대상을 파괴하지 않고도, 전체적인 내부구조를 포함한 대상의 3차원 사진을 가능케 해준다. 1960년대에 물리학자인 앨런 매클라우드 코맥(Allan MacLeod Cormack, 1924~1998)[142]의

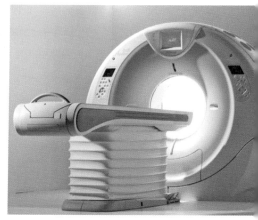

컴퓨터 단층촬영(CT)기기

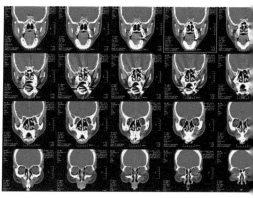

CT 결과물

사전작업 후 전기기사인 고드프리 뉴볼드 하운스필드(Godfrey Newbold Hounsfield, 1919~)[143]가 여러 개의 원형을 실현시켰는데, 최초의 컴퓨터 단층촬영은 1971년 인간에게 실시되었다. 컴퓨터 단층촬영은 전 세계적으로 개가를 올렸다. 이것은 뢴트겐에 의해 X선이 발견된 이후 의학에서 진단방식으로 사용되는, 가장 중요한 과학기술적 발전 중 하나로 간주되고 있다. CT가 임상실무에 도입된 후 얼마 안 있어 1973년 말에는 마크 I(Mark I)로 공장에서 완성된 최초의 CT 스캐너가 시장에 나왔다.

> ## ❗ 독일 최초의 여의사
>
> 의학에 이르는 여성의 길은 힘들었고, 처음에는 투쟁적이기도 했다. 19세기 말 유럽에서는 여성들이 취리히(Zurich)[144]에서만 의학공부를 마치고 박사학위를 취득할 수 있었다. 프랜시스코 티부르티우스(Franziska Tiburtius, 1843~1927)[145]에게도 사정은 마찬가지였다. 독일에서는 여성의 대학공부가 금지되어 있었기 때문에, 그녀도 외국으로 나가야 했다. 티부르티우스는 취리히에서 의학을 전공하고 박사과정을 이수한 후 근대 독일 최초의 여성으로 박사칭호를 받았다.
>
> 1877년 티부르티우스는 대학동료와 함께 베를린에서 개업을 했다. 두 사람은 독자적인 진료실을 가진 독일 최초의 여의사들이었다. 그 때문에 수년에 걸쳐 공적이나 사적으로 남성 의사 집단에게 의구심과 적개심을 불러일으켰다. 치료의 자유를 근거로 티부르티우스에게 개업의가 허용되긴 했지만, 병원 간판에 '취리히 의학박사'라는 문구가 들어 있어야 했다. 신분에 따르면 티부르티우스는 민간요법 치료였다. '의사'라는 칭호는 인정되지 않았는데, 독일 대학전공 및 독일 면허와 결합되어 있었기 때문이다.
>
> 1908~1909년 겨울학기부터 비로소 독일에서도 공식적으로 여성들이 주립대학 의과에서 수업을 들을 수가 있게 되었다. 그리고 1914년 이후에 비로소 공식적으로 여성들에게 의사면허가 허용되었다. 지금도 티부르티우스의 용기 때문에 직업에서 남성 동료들과 경쟁할 수 있기를 원하는 많은 여성들에게 귀감이 되고 있다.

20. 에이즈(AIDS)

전 세계적으로 약 4천만 명이 에이즈 바이러스에 감염되었는데, 그 중 절반이 훨씬 넘는 수가 아프리카에 있다. 인간의 면역체계를 훼손시키고, 대부분 치명적으로 진행되는 이 질병은 여전히 완치가 불가능하다. '에이즈(AIDS)'라는 단어는 영어 명칭인 'Acquired immune deficiency syndrome(후천성면역결핍증)'의 약자이다. 면역결핍증에서는 병원체에 대한 신체의 저항력이 저하되어 있다.

서양에서는 에이즈 바이러스가 1980년 처음으로 알려졌다. 미국의 질병관리예방센터는 젊은 남성 동성애자들 사이에서 드문 암 형태인 카포시육종(Kaposi's sarcoma)[146]과 이례적인 유형의 폐렴이 눈에 띄게 증가한 사실을 보고했다. 혈액검사에서는 면역기능에서 중요한 역할을 하는 백혈구인 보조 T세포(Helper T-cell)[147]의 숫자가 거의 0까지 감소했다는 사실이 드러났다. 1981년 연구가들은 당시에 '남성 동성애자 암'이라 불렀던 질병의 원인을 찾기 시작했다. 1982년 마이애미 (Miami)[148]에서 동성애자가 아닌 것이 확실한 아이티(Haiti)[149]인이 에이즈에 걸리자 큰 혼란이 발생했다. 같은 시기에 뉴욕에서는 신생아와 혈우병(血友病, Hemophilia)[150] 환자가 수수께끼 같은 이 전염병에 걸렸다.

1) 병원체의 발견

1983년에 비로소 점점 더 넓게 확산되는 전염병의 병원체가 뤼크 몽타니에(Luc Montagnier, 1932~)[151] 주변의 과학자들에 의해 파리의 파스퇴르 연구소에서 발견되었다. 1984년 초 몽타니에는 정기적인 저장

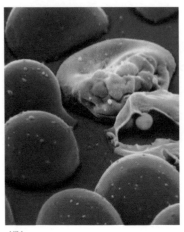
HIV

혈액을 점검하다가 바이러스 입자와 마주쳤는데, HIV(Human immunodeficiency virus)[152]형의 레트로바이러스(Retrovirus)[153]였다. 이 발견을 놓고—좀 더 정확하게 말하자면, 개발할 수 있는 효과적인 의약품의 상품화를 놓고—몽타니에와 미국의 바이러스 학자 로버트 찰스 갈로(Robert Charles Gallo, 1937~)[154] 사이에 격렬한 우선권 논쟁이 시작되었다. 갈로도 1980년대 초 자신이 HTLV(Human T-lymphotropic virus, 인체 티세포림프종 바이러스) III으로 명명한 바이러스를 기술했는데, HIV와 동일했다. 그래서 갈로는 최초의 HIV 테스트를 개발했는데, 몽타니에와 다른 과학자들도 저장혈액의 점검을 위해 이 테스트를 사용했었다. 하지만 1991년 사태를 정확하게 조사한 후 갈로는 HIV의 첫 발견에 대한 자신의 권리를 철회했다.

2) 위험요소 – 불안전한 성 접촉

에이즈는 혈액, 정액, 질 분비물, 모유 같은 특정한 체액을 통해서만 감염된다. 하지만 불안전한 성 접촉과 마약중독자들의 주사기 공동사용을 통한 감염위험이 가장 크다. 신뢰할 만한 에이즈 테스트가 있기 전에는 바이러스를 포함한 혈액으로 수혈을 하는 것이 중요한 감염경로였다. 에이즈는 지금껏 완치가 불가능하고, 의약품을 통해 억제할 수 있을 뿐이다. 치료의 중요한 목적은 혈액 내의 CD4세포(T세포) 숫자를 증가시켜서 면역체계를 강화하는 것이다. 백신 개발도 힘든 것으로 판명되었는데, 바이러스가 끊임없이 변화하기 때문이다. 에이즈를 피하는 가장 효과적인 방법은 성교 시 콘돔을 사용하는 것이다. 선진국에서는 상응하는 계몽 캠페인이 효과가 있었지만, 제3세계 국가에서는 지금껏 실효를 거두지 못하고 있다.

21. 최초의 시험관 아기

세계적인 주목을 받은 아기는 23시 47분에 태어났고, 체중은 정확히 2,600그램이었다. 1978년 7월 25일 전 세계적으로 최초의 시험관아기인 루이스 조이 브라운(Louise Joy Brown)이 태어난 것이다. 의사들은 런던의 종합병원에서 제왕절개를 통해 아이를 출산시켰다. 산모인 레슬리 브라운(Lesley Brown)은 나팔관[155]이 막혀서 자연적인 방식으로는 임신을 할 수 없었다. 그래서 체외인공수정이 실시되었다. 이 방식에서는 여성으로부터 난세포를 채취한 다음—주로 시험관 내에서—정자와 수정을 시킨다. 이렇게 수정된 난세포는 2~3일 후 다시 여성의 자궁에 이식된다. 루이스 브라운의 출생에 대한 반응은 행복감에서 경악에 이르기까지 다양했다. 의사들은 신처럼 행동한다는 비난을 받았다. 반면에 지지자들은 체외인공수정에서 아이를 갖고 싶지만 불가능한 부부들을 도울 수 있는 방법을 발견했다.

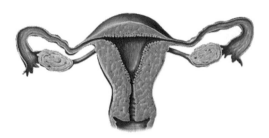

나팔관 단면도

　　1982년 4월 16일 에를랑겐의 대학병원에서 독일 최초의 체외인공수정 태아가 태어난 후 인공수정은 독일에서도 사업이 되었다. 독일 전역에 100개가 넘는 대형 불임치료전문센터가 존재해서 부부들에게 상응하는 치료를 제공하고 있다. 1982년부터 2001년까지 약 210,000번의 체외수정치료가 있었으며, 평균 4번에 1번꼴로 성공을 거두었다.

❗ 화학요법

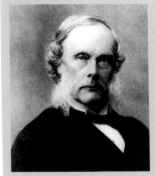

조지프 리스터

화학요법(Chemotherapy)[156]은 일반적으로 질병을 유발하는 미생물, 기생충, 바이러스, 종양세포 등을 특수한 작용을 하는 화학물질로 치료하는 것을 의미한다. 이 개념이 특히 종양세포의 증식을 억제하는 세포성장억제제를 이용한 암 치료에 사용되는 경우가 늘어나고 있다. 중세의 의술은 전염병 치료에 사용된 일련의 화학물질을 가지고 있었다. 이에 대한 예로는 지롤라모 프라카스토로 (Girolamo Fracastoro, 1478~1553)[157]가 개발한 매독 치료제인 수은연고가 있다. 하지만 화학요법은 19세기 말에야 비로소 중요성을 얻었다. 특히 조지프 리스터(Joseph Lister,

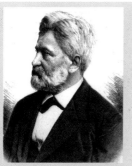

1827~1912)[158]가 창상감염에 페놀을 사용한 것과 카를 지그문트 프란츠 크레데(Carl Siegmund Franz Crede, 1819~1892)[159]가 신생아의 임균성 결막염에 질산은용액을 사용한 것을 예로 들 수 있다. 화학요법이란 말을 처음 사용한 사람은 1906년 파울 에를리히였다. 그는 조수와 함께 최초의 화학요법제를 개발했는데, 매독 치료제인 살바르산이었다.

화학요법은 체계적인 치료인데, 다시 말해서 몸 전체에 작용한다. 그 때문에 지금은 화학요법의 주된 사용 영역이 몸 전체에 퍼지거나 이미 다양한 장기에 전이되어 국부적으로 치료할 수 없는 암인 경우이다.

카를 지그문트 프란츠 크레데

22. 복제양 돌리

1996년 7월 5일 오래된 꿈 또는 악몽이 현실이 되었다. 다 자란 동물의 체세포에서 복제된 전 세계 최초의 포유동물이 탄생한 것이다.

발생학자이며 스코틀랜드의 로슬린 연구소에서 연구팀을 이끌고 있던 이언 윌머트(Ian Wilmut, 1944~)[160]는 1996년 양의 난세포에서 유전물질을 제거한 후, 그 난세포에 다른 양의 젖샘세포에서 추출한 유전물질을 이식했다. 윌머트는 전기 자극에 의한 두 세포의 융합으로 이미 성장한 세포의 핵이 다시 새로운 존재에 필요한 유전자 본보기로 사용될 수 있게 했다. 이런 방식으로 생성된 융합물을 복원된 태아라고 부르며, 동일한 후손을 만드는 과정을 클로닝(Cloning)[161]이라고 한다. 인공적으로 융합된 세포는 분열을 시작했다. 윌머트는 세포를 대리모인 또 다른 양의 자궁에 이식했고, 이 양은 1996년 여름, 성장한 체세포로 창조된

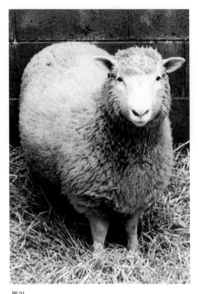
돌리

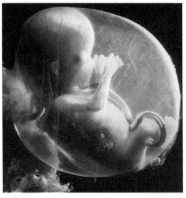
태아

복제양 돌리(Dolly)를 건강하게 출산했다. 이로써 1859년 찰스 다윈의 진화론으로 시작되었고, 2001년 11월(소문에 의하면) 인간 복제 지지자들조차 그 결과를 예측할 수 없는 차원의 발전에 도달했다.

1996년 윌머트의 성공적인 클론 실험 후 다른 포유동물들이 체세포로 복제되었다. 얼마 안 있어 발전한 기술로 인해 인간복제에 대한 기술적 장애는 더 이상 존재하지 않았다. 2001년 3월 미국과 이탈리아에서 과학자 팀들이 조만간 인간을 복제하겠다고 공언하자, 독일과 프랑스는 인간복제를 반대하는 유엔 발의를 추구했다. 그해 8월 미국 하원은 전반적인 인간복제 금지에 찬성투표를 했다. 하지만 2001년 11월 말에 이미 암의 유전자 치료(Gene therapy)[162] 개발을 위해 줄기세포를 얻으려는 미국 연구가들이 복제한 최초의 인간 태아가 존재했다. 전 세계적으로 연구가들은 인간의 세포를 이용한 또 다른 클론 실험이나 그 성공을 통고했다. 종교적으로 의심스러운 북미의 한 회사는 누구나 접속할 수 있는 인터넷 사이트에서 복제한 후손에 대해 200,000달러를 요구하고 있다.

현재 대부분의 선진국에서는 치료상의 복제만 제한적으로 허용하고 있다 해도, 컨베이어 벨트에서 만들어진 인간을 세상에 내보내게 될 눈사태는 더 이상 막을 수 없는 것처럼 보인다.

23. 프리온의 단서

노벨 의학상을 받은 캘리포니아 대학의 교수인 스탠리 B. 프루지너(Stanley B. Prusiner, 1942~)[163]는 우리가 오늘날 흔히 듣게 되는 단어를 생각해낸 사람이다. 신경학자, 바이러스 학자, 생화학자인 프루지너는 23년 전부터 BSE(Bovine spongiform encephalopathy, 광우병)[164]나 크로이츠펠트-야코브병(Creutzfeldt-Jakob disease)[165] 같은 전염성 해면양뇌증(Transmissible spongiform encephalopathy, TSE)[166]의 원인과 진행과정을 연구하고 있다. 프루지너는 이 질병들이 비정상적인 단백질에 의해 유발된다는 혁신적인 가설을 내세운 최초의 인물이다.

과학자들이 최초의 중요한 결과를 제시할 수 있기까지는 8년이 걸렸다. 전염성이 높은 물질은 주로 단백질로 이루어져 있다. 프루지너는 이 단백질을 '프리온(Prion)'[167]이라 불렀다. 이때부터 연구가 순조롭게 진행되었고, 다른 과학자들과의 협력하에 프리온에 대해 책임이 있는 유전자가 발견되었다. 게다가 프루지너는 전염성 프리온이 동일한 순서에 따라 동일한 아미노산(Amino acid)[168]으로 이루어져 있지만, 공간적인 차이가 있다는 사실을 밝혀냈다. 프루지너는 다음과 같이 전제했는데, 병인성 프리온의 형태가 건강한 형태를 마찬가지로 병들게 만드는 형태로 변하도록 강요하기 때문에 질병이 발생한다는 것이다.

? 알고 넘어가기

제국 보건위생국, 국군보건시설 위원회, 유전건강고등법원 등의 임원으로서 카를 본회퍼(Karl Bonhoeffer, 1868~1948)는 몇몇 지도적인 정신병 학자들처럼 1차 세계대전 후 빈곤에 찌든 신청자들 중 다수를 엄살이 심하고 무절제한 꾀병쟁이로 생각했다. 이들에게는 안 그래도 넉넉지 못한 연금을 거부하는 것만이 유일하게 효과적인 대응책이었다. 이것이 본회퍼의 생애에서 어두운 측면이다.

다른 측면은 본회퍼가 나치 시기에 안락사 프로그램과 정신병 환자들의 살해에 적극적으로 저항했다는 사실이다. 이 점에 있어서 본회퍼는 1906년에 태어난 자신의 아들인 디트리히 본회퍼(Dietrich Bonhoeffer, 1906~1945)[169]를 도왔는데, 디트리히는 개신교 신학자이자 고백교회의 선구자로 1943년 4월 아버지의 집에서 체포되었고, 1945년 4월 9일 플로센뷔르크(Flossenburg)[170]의 강제수용소에서 저항운동가로 처형당했다.

! 유전자 연구의 원동력

'미스터 유전자', '과학의 팝스타', '카우보이'는 모두 한 남자를 지칭하는 호칭인데, 감탄과 거부를 동시에 받는 과학자인 존 크레이그 벤터(John Craig Venter, 1946~)[171]이다. 벤터는 지난 몇 년간 아주 중요한 과학적 업적에 공헌했는데, 바로 인간 게놈(Genome)[172]의 해독이다. 발표된 DNA 서열은 세부적인 것에 특수성이 있다는 사실을 보여 준다. 인간의 유전자가 원칙적으로 모든 사람에게 동일할지도 모르지만, 미묘한 차이는 존재한다. 유전자의 수천 개 구성요소 중 단 하나만 차이가 나도 개인적으로 다른 특징을 나타내기에 충분하다. 그런 미세한 차이는 이미 2백만 개나 발견되었고, 훨씬 더 많을 것으로 추정된다. 이런 차이는 특히 의학에서 중요한데, 질병이 발생할지의 여부, 또는 어떤 의약품이 작용할지의 여부가 그런 차이에 좌우될 수 있기 때문이다.

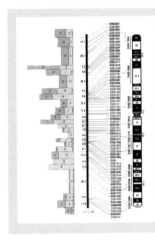

2000년 DNA 서열 공개는 과학사에서 가장 크고 야심찼던 프로젝트를 조금은 진기하게 종결시켰다. 국가의 지원을 받은 국제적인 휴먼 게놈 프로젝트(Human Genome Project)[173]와 개인 회사인 셀레라를 소유한 미국인 벤터는 인간 게놈의 해독을 놓고 수년간 경쟁을 벌였다. 휴먼 게놈 프로젝트가 매번 부분서열을 누구나 접할 수 있게 인터넷에 게재한 반면에, 벤터는 자신의 결과를 혼자 소유한 채 특허를 확보했다. 양자의 협력을 추진하려던 여러 번의 시도는 실패로 끝났다.

게놈 지도

註 ──────────────────

1) 후천성면역결핍증(acquired immune deficiency syndrome)의 약자로 체내의 세포면역 기능이 뚜렷하게 떨어져서 보통 사람에게서는 볼 수 없는 희귀한 각종 감염증이 발생하고, 이것이 전신에 퍼지는 질환을 말한다.

2) 볼로냐 출생의 이탈리아 의학자, 생리학자, 물리학자로 '동물전기'의 존재를 주장하였으며, 갈바니 전기에 관한 논문은 학계에 큰 자극을 주었고, 전기생리학, 전자기학, 전기화학 발전의 계기가 되었다.

3) 포를리 출생의 이탈리아 물리학자, 신경생리학자로 갈바니의 연구에 자극을 받아 전기생물학적 실험을 했으며, 근육의 전류를 직접 측정한 최초의 인물이다.

4) 본(Beaune) 출생의 프랑스 생리학자로 생리현상 연구를 위한 표도법을 완성하여 보급시켰으며 그 방법으로 심장의 운동과 근육의 수축에 관한 연구를 하였다. 또 동물의 동작을 연구하기 위해 과학 사진술을 개척하였다.

5) 룩셈부르크에서 태어난 프랑스 물리학자로 전기모세관현상을 연구하여 모세관전기계를 발명했다. 간섭현상을 이용한 컬러 사진법을 고안하고, 성공하였다. 이밖에 무정위 전류계·가속도 지진계 창안 등의

업적이 있다.

6) 인도네시아 자바 섬 사마랑에서 출생한 네덜란드 생리학자로 신경 · 근육 등에 일어나는 동작전류(활동전류)를 재는 현전류계(弦電流計)를 고안하여 생물 전기연구에 공헌하였다. 현전류계를 사용하여 심장전기 생리연구를 하고, 심전도를 고안하여 1924년 노벨 생리학 · 의학상을 받았다.

7) 심장의 수축에 따른 활동·전류를 곡선으로 기록한 것으로 심장질환의 진단에 매우 중요하다.

8) 네덜란드 서부 조이트홀란트 주의 도시로 네덜란드에서 가장 오래된 도시이며, 문화 중심지이다.

9) 빠르게 변화하는 전기적 진동을 기록하는 장치.

10) 규소나 저마늄으로 만들어진 반도체를 세 겹으로 접합하여 만든 전자회로 구성요소이며 전류나 전압흐름을 조절하여 증폭, 스위치 역할을 한다. 트랜지스터는 1947년 미국 벨 연구소의 윌리엄 쇼클리(Wiliam Shockley), 존 바딘(John Bardeen), 월터 브래튼(Walter Brattain)에 의해 처음 발명되었다.

11) 심장에 양분 · 산소 등을 공급하는 혈관인 관상동맥에 혈전(血栓)이 생기거나 관상동맥경화증 때문에 순환장애를 일으켜 심근 전층에 경색괴저(梗塞壞疽)가 일어나 발작성으로 쇼크 상태가 되는 중대한 심장질환이다.

12) 빈 출생의 오스트리아 심리학자, 신경학자로 초음파를 진단도구로 사용한 최초의 의사이며, 이 기술을 이용해 처음으로 뇌실을 묘사했다.

13) 콘월 출생의 영국 부인과의사로 처음으로 태아의 초음파 사진을 찍어서 출산 전의 진단법에 대한 기초를 확립했다.

14) 독일 남동부 바이에른 주에 있는 도시.

15) 베를린 출생의 독일 병리학자로 인슐린을 분비하는 췌장 내에 흩어져 있는 내분비선 조직인 랑게르한스 섬 및 랑게르한스 세포를 발견하였다.

16) 앨리스턴 출생의 캐나다 생화학자로 1921년 자신의 조수 찰스 허버트 베스트와 함께 당뇨병 치료약 인슐린을 발견하였다. 1923년 노벨 생리학 · 의학상을 수상하였다.

17) 미국 웨스트 펨브로크 출생의 캐나다 생리학자로 개의 이자에서 항당뇨성을 가진 호르몬인 인슐린을 추출하는 데 성공하였다. 그러나 1923년 노벨 생리학 · 의학상에서 베스트는 배제되고 밴팅과 J.매클라우드가 공동으로 수상하였다. 이에 밴팅은 노벨상 상금의 반을 함께 인슐린 발견에 협력한 베스트에게 나누어 주었다. 1923년 밴팅–베스트 의학연구소를 설립하고, 당뇨병에 대한 연구를 계속하면서, 히스타민의 발견 및 근육생리학에 대해서도 커다란 업적을 남겼다.

18) 췌장의 랑게르한스 섬의 β세포에서 분비되는 호르몬으로 혈액 속의 포도당 양을 일정하게 유지시킨다.

19) 빈 출생의 오스트리아 병리학자로 사람의 혈액군(血液群)에 관한 연구를 시작하여 ABO식(式) 혈액형을 발견, 수혈법을 확립했다. 또 A.비너와 협동하여 Rh인자(因子)를 발견했고, 소아마비 초기에 유효한 혈청을 개발하고 매독에 대해서도 연구했다. 1930년 혈액형에 관한 연구로 노벨 생리학 · 의학상을 수상하였다.

20) 바젤 출생의 스위스 정신과 의사로 정신분석의 유효성을 인식하고 연상실험을 창시하여, S.프로이트가 말하는 억압된 것을 입증하고, '콤플렉스' 라 이름붙였다. 분석심리학의 기초를 세우고 성격을 '내향

형'과 '외향형'으로 나눴다.

21) 생명 현상의 전체성을 강조하고, 전체는 단순히 부분의 총합으로서는 설명할 수 없다는 이론. 전체는 부분에 선행하고 부분의 상호 관계에 의존하는 동시에 부분을 통제한다고 본다.

22) 런던 출생의 영국 생리학자로 심장 박출량은 동맥혈압과는 무관하며, 정맥에서 심장으로 돌아오는 혈액량에 따라 결정된다는 '스탈링의 심장법칙'을 발견하였다. 이 밖에 십이지장에서 만들어지는 세크레틴이 혈액에 들어가 이자(췌장)의 분비활동을 촉진하는 것을 발견하고, 이 물질을 '호르몬'이라고 부를 것을 제창하였다.

23) 스태퍼드셔 주 출생의 영국 생리학자로 1902년 스탈링과 함께 십이지장 분비물인 세크레틴을 발견하고, 그것이 이자액 분비촉진작용에 관계함을 증명하였다. 이것은 호르몬 연구의 시작으로 여겨진다.

24) 십이지장 점막에서 분비되는 췌장액이나 쓸개즙의 분비를 촉진시키는 단백질 호르몬으로 십이지장의 내부가 산성이 되었다는 자극에 의해 분비된다. 혈액 속으로 흡수되어 췌장에 운반되면 췌장액의 분비를 촉진한다.

25) 가나자와시[金澤市] 출생의 일본계 미국 응용화학자로 미국 유학 중 과인산비료를 연구하여 일본 최초의 인조비료회사 설립에 공헌하였다. 1900년 세계적 발명인 에피네프린(epinephrine) 창제에 성공하였다. 1909년 타카디아스타제(takadiastase)의 추출에 성공하여 1912년에 학사원상을 수상하였다.

26) 부신수질에서 분비되는 호르몬으로 아드레날린이라고도 한다. 에피네프린은 교감신경에서의 자극의 전달물질이라고 생각되고 있는데, 중추로부터의 전기적인 자극에 의해 교감신경의 말단에서는 분비되어 근육에 자극을 전달한다.

27) 글루코스(포도당)의 집합체로 생체 내 간에서 글루코스를 즉시 이용 가능한 형태로 저장하고 있다가 필요 시 분해하여 부족한 글루코스 양을 채운다.

28) 코네티컷 주 사우스 노워크 출생의 미국 생화학자로 주요 연구 업적은 갑상선 호르몬의 하나인 티록신의 분리, 생체 산화환원반응에 관여하는 글루타티온의 결정화와 구조결정, 부신피질자극 호르몬의 분리 및 합성이다. 부신피질자극 호르몬 분리와 함께 그것을 관절 류머티즘 치료에 응용한 공로로 1950년 P.S.헨치 및 T.라이히슈타인과 함께 노벨 생리학·의학상을 수상하였다.

29) 갑상선에서 분비되는 호르몬으로 아이오딘을 다량 함유하고 있다. 체내의 물질대사에 관여한다.

30) 브레머하펜 출생의 독일 생화학자로 스테로이드 연구를 크게 발전시켰으며, 성(性)호르몬을 연구하였다. 1931년에는 남자의 소변에서 남성 호르몬의 일종인 안드로스테론을 추출, 고정하고, 여성 호르몬의 일종인 프로게스테론을 추출, 고정한 연구로 유명하다. 이러한 업적으로 1939년 노벨 화학상을 수상하게 되었으나, 독일 정부가 강제로 수상을 거부하게 하여 1949년이 되어서야 상을 받았다.

31) 폴란드 브워츠와베크에서 출생한 스위스 유기화학자로 1933년에 아스코르브산의 합성에 성공하였다. 스테로이드류, 특히 부신피질 호르몬을 연구하여 26종류의 호르몬을 분리하였다. 이들 호르몬 중 1936년에 분리 발표한 'Fa물질'은 나중에 코르티손이라고 명명하였다. 1950년 켄들, P.S.헨치와 공동으로 노벨 생리학·의학상을 받았다.

32) 부신피질에서 분리한 스테로이드 호르몬의 총칭으로 60종 이상이 알려져 있다.

33) 부신피질 호르몬제로 신경통 · 류머티즘 · 관절염 · 기관지천식 · 애디슨병 외에 눈 · 피부 · 점막의 급성염증을 비롯하여 알레르기 질환이나 만성피부병에 내복한다. 또 점안제나 연고제로 사용한다.

34) 부신피질 호르몬으로 화학식 C21H30O4의 대표적인 당질 코르티코이드이다. 간에서 환원적 대사를 받은 후 신장으로 배출된다.

35) 요크셔 출생의 영국 유전학자로 1894년 〈변이연구자료〉를 발표, 변이는 불연속이라고 주장하며 다윈 설을 비판하였다. 1905~1908년에는 R.C.퍼네트와 함께 스위트피 꽃의 빛깔과 화분 형태의 유전에 대한 연쇄(linkage)를 발견하였다.

36) 하인첸도르프(현재 체코의 하이첸) 출생의 오스트리아 유전학자이자 성직자로 '멘델의 법칙'을 통해 유전학을 개척해낸 과학자로 유명하다.

37) 성 아우구스티누스의 수도회칙(계율)을 지키는 로마가톨릭교회의 남녀 수도회.

38) 담배모자이크 바이러스에 의하여 생기는 담배 모종의 병. 잎에 모자이크 모양의 반점이 생기고 기형적으로 오그라들다가 말라서 죽는다.

39) 세르비아의 니시에서 출생한 러시아 생물학자로 바이러스학의 창시자이다. 1887년 처음으로 담배모자이크병을 연구하였으며, 병원체가 세균 여과기로도 걸러지지 않자 광학현미경으로는 볼 수 없는 '미생물' 또는 '바이러스'라는 명칭을 처음으로 사용했다.

40) 암스테르담 출생의 네덜란드 식물학자로 효모, 젖산균, 알코올 생산 등을 연구했다.

41) 프랑크푸르트 암 마인 출생의 독일 세균학자로 디프테리아균과 그 독소를 발견하여 디프테리아병의 치료와 예방에 공헌하였다. 또한 세균 염색에 널리 응용되는 뢰플러 염색액을 고안하는 등 세균학 연구의 실험법을 개량하였다.

42) 전염성이 높은 우제류가축의 급성전염병으로, 치사율이 5~55%에 달한다. 특별한 치료법이 없고 조직 배양 백신을 이용한 예방법이 이용되고 있다. 1897년에 프리드리히 뢰플러에 의해 구제역의 원인이 바이러스라는 것이 발견되었다. 구제역(口蹄疫)이라고도 하나 일본식 용어를 그대로 갖다가 쓰면서 굳어 져 버린 용어로서, 순화용어로는 입발굽병이다.

43) 대부분의 사람이 한번쯤 걸리는 급성전염병으로 마진(痲疹)이라고도 한다. 발열과 발진을 주증세로 하고 병원체는 홍역 바이러스이며 신고전염병의 하나이다.

44) 멈프스(mumps) 바이러스의 감염으로 고열이 나고 이하선이 부어오르는 병으로 '볼거리'라고 한다. 유치원에서 초등학교에 다니는 어린이들이 걸리기 쉬운 전염병이다.

45) 전신의 피부 · 점막 등에 작은 수포(물집)가 생기는 바이러스성 전염병으로 수포창(水疱瘡), 작은마마라고도 한다. 직접 또는 물품을 매개로 하여 접촉감염을 하지만 비말감염을 하는 경우도 있다. 특히 2~10세 어린이에게 많으며 한번 걸리면 종생면역(終生免疫)을 얻을 수 있다.

46) 리보핵산(ribonucleic acid)이라고도 한다. 핵산의 단위물질인 뉴클레오티드가 매우 길게 연결된 고분자 유기물인데, 이 뉴클레오티드는 염기와 탄수화물의 일종인 펜토스(오탄당), 그리고 인산이 각각 1분자씩 결합한 물질이다.

47) 츠와니 출생의 미생물학자로 전염병의 병원체 연구에 공헌했다. 황열의 백신을 개발해서 1951년 노벨

생리학 · 의학상을 받았다.

48) 아프리카 서부나 남아메리카에서 볼 수 있는 악성 전염병으로 흑토병(黑吐病)이라고도 한다. 병원체는 황열바이러스 환자 및 병원체를 보유하는 원숭이나 주머니쥐의 피를 빨아먹는 모기가 매개하여 전염된다.

49) 웨스트하트퍼드 출생의 미국 세균학자. 1954년 비신경 조직에서 소아마비 바이러스 배양에 성공한 공로로 T.H.웰러, F.C.로빈스와 함께 노벨 생리학 · 의학상을 공동 수상하였다.

50) 러시아 비아위스토크(현 폴란드) 출생의 미국 세균학자로 소아마비의 예방 백신인 경구용 세이빈 백신을 개발하였다. 이 백신은 90% 이상의 효용을 올림으로써 소아마비 환자의 격감에 이바지하였다.

51) 알자스 카이저스베르크(Kaisersberg)에서 출생한 독일계 프랑스 의사, 사상가, 신학자, 음악가로 프랑스령 적도 아프리카의 랑바레네에 병원을 개설해서 의료 봉사활동을 하며 인류애를 실천했다.

52) 가봉 서부 무아앵오고우 주의 주도로 가봉에서 유일하게 선박항행이 가능한 오고우에 강 하구에서 약 200km 상류에 위치한 하항(河港)이며, 적도에서 남쪽으로 80km 지점에 있는 전형적인 아프리카인의 주거지이다.

53) 한 뉴런의 축색돌기 말단과 다음 뉴런의 수상돌기 사이의 연접 부위로 뉴런이 모여 있는 곳, 즉 뇌, 척수의 회백질, 신경절 등에 집중되어 있다.

54) 코부르크 출생의 독일 신경정신학자로 1924년 처음으로 사람의 뇌에서 작동전류를 증명하였고, 1929년 뇌전위(腦電位)를 측정하는 기계를 고안 · 발표하여 뇌파를 그림으로 그려서 행하는 뇌파연구의 실마리를 열었다.

55) 사람의 뇌세포는 독특한 모양의 규칙적인 전기충격을 일으키는데, 이것을 뇌파라 한다. 1929년 독일의 정신과 의사인 한스 베르거가 처음으로 머리에 외상을 입은 환자의 두개골 피하에 2개의 백금 전극을 넣어 뇌파를 기록하고 이를 뇌전도라 하였다.

56) 프랑크푸르트 암 마인 출생의 독일 생리학자로 신경의 자극전도에 관한 연구를 하여, 신경의 자극이 근육에 전달되는 것은 화학물질을 생산하기 때문임을 확인했다. 1936년 이 연구에 대한 업적으로 노벨 생리학 · 의학상을 받았다.

57) 뇌를 비롯하여 체내의 신경세포에서 방출되어 인접해 있는 신경세포 등에 정보를 전달하는 일련의 물질을 일컫는 용어이다. 수십 종류가 발견되었으며 크게 아미노산류(아세틸콜린, 글리신, 아스파라진산), 아민류(도파민, 에피네프린, 노르아드레날린), 펩티드류(바소프레신), 지방산류(히스타민, 세로토닌) 등 4가지로 분류된다.

58) 런던 출생의 의학자로 귀리의 맥각병(麥角病) 연구에서 시작하여 히스타민과 히스타민 모양의 물질의 알레르기나 아나필락시스 현상을 연구했다. 아세틸콜린의 분리, 신경자극의 화학적 전달 발견으로 노벨 생리학 · 의학상을 받았다.

59) 동물에서는 신경조직에 존재하고, 식물에서는 맥각(麥角) 등에 들어 있다. 신경의 말단에서 분비, 신경의 자극을 근육에 전달하는 화학물질로 화학식 CH3COOCH2CH2N(CH3)3OH인 염기성 물질이다.

60) 호르몬이나 신경전달물질로서 중요한 노르에피네프린과 에피네프린 합성체의 전구물질(前驅物質)이

다. 동식물에 존재하는 아미노산의 하나이며 뇌신경세포의 흥분 전달 역할을 한다. 도파민 생산부족은 위험한 퇴행성 신경질환인 파킨슨병의 발병과 관련이 있다.

61) 뇌에서 신경전달물질로 기능하는 화학물질 중 하나로 기분, 체온조절, 고통인식, 수면 등에 영향을 준다. 또한 신경성 식욕부진, 이상식이와 탄수화물 갈구증 같은 인간의 섭식 질환과 관련이 있다.

62) 퇴행성 뇌질환으로 노인에게 주로 나타나는 치매의 주요 원인 가운데 하나이다. 병리조직학적으로는 뇌의 전반적인 위축, 뇌실의 확장, 신경섬유의 다발성 병변(neurofibrillary tangle)과 초로성 반점(neuritic plaque) 등의 특징을 보인다.

63) 간뇌의 변성 또는 동맥경화적인 변화를 주로 한 중추신경계의 퇴행성 질환이며 치매와 함께 치명적인 노인성 질환으로 알려져 있다. 진전마비(振顫痲痹)라고도 하며, 1817년 영국의 J. 파킨슨이 보고한 것으로, 유전성의 신경소질도 고려되는 질환이다. 주증세인 운동장애가 서서히 발병하여 운동이 감소됨과 동시에 근육의 긴장이 증가하고, 손가락·목·입술 등에 진전이 보이며, 눈이 깜박거리지 않고 얼굴에는 표정이 거의 없다.

64) 스코틀랜드 로호필드에서 출생한 영국의 미생물학자로 1922년 세균을 죽이는 리소자임을 발견, 분리했다. 페니실린의 발견으로. 1945년 공동 연구자인 E.B.체인, H.W.플로리와 함께 노벨 생리학·의학상을 수상하였다.

65) 폴란드의 프르제 미슬에서 출생한 오스트리아계 미국 정신분석학자로 여성심리학과 여성의 성을 전문적으로 연구한 최초의 여성 정신분석학자이다.

66) 모라비아(현재 체코) 지방 프라이베르크 마을에서 출생한 오스트리아의 신경과 의사로 정신분석의 창시자이다. 히스테리 환자를 관찰하고 최면술을 행하며, 인간의 마음에는 무의식이 존재한다고 하였다. 꿈, 착각, 해학과 같은 정상심리에도 연구를 확대하여 심층심리학을 확립하였다.

67) 오스트레일리아 애들레이드에서 출생한 영국의 병리학자로 E.B.체인과 공동으로 페니실린의 효능과 제조의 연구에 힘썼고, 1941년 미국에서 페니실린을 대량생산하는 실마리를 풀었다. 1944년 기사 칭호를 받았고, 1945년 A.플레밍, E.B.체인과 공동으로 노벨 생리학·의학상을 수상하였다.

68) 베를린에서 출생한 독일계 영국 생화학자로 H.W.플로리, A.플레밍과 함께 항생물질의 연구를 하여 페니실린의 화학요법을 확립한 공로로 1945년 노벨 생리학·의학상을 공동 수상하였다.

69) 존 록펠러가 1913년 뉴욕에 설립한 재단으로 인류복지 증진을 목적으로 한다.

70) 나선충인 매독트레포네마(Treponema pallidum)라는 병원체의 감염으로 인해 생기는 만성전염병으로 대표적인 성 전파 질환의 하나로서 주로 매독 환자와의 성교 또는 입맞춤 등으로 감염되거나 간혹 모체로부터 태아에게 전염되기도 한다.

71) 목의 통증과 함께 고열이 나고 전신에 발진(發疹)이 생기는 전염병으로 병원체는 용혈성 연쇄구균(용련균)이고 비말감염(飛沫感染)이 주가 되지만 접촉감염도 있다.

72) 프로테스탄트의 한 교파로 프렌드 협회라고도 한다. 1647년 영국인 G.폭스가 창시하였고, 1650년대 이후 미국에 포교가 적극적으로 행해졌다. 한국의 대표적인 퀘이커교도로는 함석헌(咸錫憲)이 있으며, 그는 1960년 이후 퀘이커교 한국대표로서 활발한 활동을 벌였다.

73) 영국 잉글랜드 노스요크셔 카운티(county)에 있는 도시로 우즈 강과 포스 강의 합류점에 위치한다. 유럽 굴지의 고딕식 성당이며, 건축사의 걸작으로 꼽히는 요크민스터(12~15세기), 길드홀, 요크 대학, 세인트윌리엄스 단과대학, 성벽 등 중세의 유적들이 많다. 철도박물관과 민예박물관인 캐슬포크 박물관도 유명하다.

74) 지능 · 의지 · 기억 등 정신적인 능력이 현저하게 감퇴된 것으로 정신지체(精神遲滯)와 마찬가지로 지능의 장애인데, 정신지체는 주로 지능의 발육이 늦거나 정지된 것인데 대하여, 치매는 병 전에는 정상적이던 지능이 대뇌의 질환 때문에 저하된 것을 말한다.

75) 체계적이고 지속적인 망상을 나타내는 병적 상태로 편집증, 편집광이라고도 한다. 환각, 특히 환청은 나타나지 않고, 중년 이후에 서서히 증세가 나타나며 남성에게 많다. 인격붕괴는 일어나지 않지만 논리적 · 체계적인 망상이 서서히 형성된다.

76) 양극성 우울증(兩極性憂鬱症)이라고도 하며 조증과 우울증이 교대로 나타나는 질병으로, 감정의 장애를 주요 증상으로 하는 내인성(內因性) 정신병이다.

77) 의식상실과 함께 처음에는 강직성, 이어서 간대성(間代性)의 경련을 나타내는 발작성 질환으로 간질, 지랄병이라고도 한다.

78) 베를린 출생의 독일 외과의사로 팔의 정맥에 카테터를 60cm 정도 밀어 넣어 심장의 우심방에 도달하게 하는 데 성공하여 순환기의 병변을 연구하는 데 크게 기여하였다. 이 공로로 미국의 A.F.쿠르낭, D.W.리처즈와 함께 1956년 노벨 생리학 · 의학상을 받았다.

79) 독일 브란덴부르크 주의 북동쪽에 위치한 도시.

80) 로테르담 출생의 네덜란드 인문학자로 수도사(修道士)로서 서원(誓願)하였으나 교회의 타락을 준열하게 비판했다. 성서의 복음 정신으로의 복귀를 역설하였으므로 제자들 가운데에서 많은 종교개혁자가 나왔다. 저서로는 〈격언집〉(1500), 〈우신예찬〉(1511), 〈대화집〉(1518) 등이 있다.

81) 모라비아 출생의 체코 교육자로 본명은 얀 아모스 코멘스키(Jan Amos Komensk)이다. 영국, 스웨덴, 폴란드 등에서 평화를 위한 교육의 구상에 의거한 학교개혁을 실천하는 한편 유럽의 평화실현구상을 발표하였다. 청소년교육과 민중계몽의 방법을 범지(汎知, pansophia)로서 체계화하여 그 후의 교육에도 큰 영향을 끼쳤다.

82) 스위스 제네바에서 출생한 프랑스의 사상가, 소설가로 작품은 〈신 엘로이즈〉, 〈에밀〉, 〈고백록〉 등이다. 프랑스 혁명에서 그의 자유민권 사상은 혁명지도자들의 사상적 지주가 되었다. 19세기 프랑스 낭만주의 문학의 선구적 역할을 하였다.

83) 랑겐자르크 출생의 독일 내과의학자로 1810년 베를린 대학 창립에 진력하고, 내과의학 교수가 되었다. 또한 내과 및 외과학회 창립을 제창하였다. 1836년 〈의학편람〉을 저술하여 자신의 50년간에 걸친 진료 경험을 공개하였다.

84) 뉴욕 출생의 미국 의학자로 세균학, 역병학 등의 예방의학을 연구하였으며, 소아마비의 예방 백신인 '소크백신'이라는 불활성 백신을 개발하였다. 후천성면역결핍증 치료법 개발에 힘쓴 의료계의 선구자로도 평가되고 있다.

85) 우크라이나 키예프 주 프릴루카에서 출생한 미국의 세균학자로 토양 미생물학을 연구했다. 1952년 '스트렙토마이신의 발견'으로 노벨 생리학·의학상을 받았다.

86) 방선균(放線菌)의 일종인 스트렙토미세스 그리세우스(Streptomyces griseus)의 대사물에서 발견된 항생물질이다. 최초의 항결핵성 항생물질로서, 미국의 뉴저지 주의 토양에서 얻은 방선균의 배양에 의하여 추출되었다.

87) 독일 남서부 바덴뷔르템베르크 주에 있는 도시.

88) 바젤 출생의 스위스 의학자로 1869년 고름세포의 추출물에서 핵산을 발견하여 '뉴클레인'이라 명명했다. 그 후 핵 속에 들어 있는 산성물질이라는 뜻에서 nucleic acid, 즉 핵산이라 불리게 되었다.

89) 빈 출생의 오스트리아 이론물리학자로 파동역학의 건설자이다. L.V.드브로이가 제출한 물질파의 개념을 받아들여 미시세계에서는 고전역학이 파동역학으로 옮겨간다는 생각을 기초방정식으로 슈뢰딩거의 파동방정식에 집약하였으며, 이것은 '새로운 형식의 원자이론 발견'이었다.

90) 코펜하겐 출생의 덴마크 물리학자로 보어의 원자이론으로 고전론과 양자론이 결합되었고, 전기(前期) 양자론 연구의 계기가 되어, 후에 양자역학으로 발전하였다. 또한 원자핵에 대한 연구를 하여 핵반응을 설명하는 액적모형을 제출, 증발이론으로서 핵반응론의 출발점이 되었다. 1922년 원자구조론 연구 업적으로 노벨 물리학상을 받았다.

91) 시카고 출생의 미국 분자생물학자로 F.H.크릭과 공동연구로 DNA의 구조에 관하여 2중나선 모델을 발표하였다. 1962년 크릭, M.H.F.윌킨스와 함께 DNA의 분자구조 해명과 유전정보 전달에 관한 연구 업적으로 노벨 생리학·의학상을 수상하였다.

92) 노샘프턴 출생의 영국 분자생물학자로 1949년부터 캐번디시 연구소에서 X선을 사용, 나선상 단백질 분자구조를 연구하던 중 미국의 생물학자 왓슨과 킹스 칼리지의 윌킨스의 협력을 얻어 1953년 DNA의 2중나선 구조를 발표하였다.

93) 캐나다 노바스코샤 주 핼리팩스 출생의 미국 세균학자로 면역화학의 기초를 확립하고 유전 물질을 밝혀냈다. 독성과 면역성이 세포의 생화학적 성분에 의하여 분석될 수 있다는 사실을 증명하였고, 이것은 면역화학을 확립하는데 도움을 주었다.

94) 어떤 한 시대 사람들의 견해나 사고를 지배하고 있는 이론적 틀이나 개념의 집합체.

95) 아리아인을 보존하고 보호하기 위하여 설립된 인간 교배 실험장이다. 하인리히 히믈러가 1936년에 창립하였다.

96) 제2차 세계대전 중에 폴란드 남부 오슈비엥침(독일어명은 아우슈비츠)에 있었던 독일의 강제수용소이자 집단학살수용소. 나치 학살의 생생한 현장으로 400만 명을 죽음으로 몰고 간 가스실, 철벽, 군영, 고문실 등이 있다.

97) 귄츠부르크 출생의 독일 의사로 독일 친위대(SS) 장교이자 아우슈비츠-비르케나우 나치 강제 수용소의 내과 의사였다. 수용소 내에서 수감자들을 대상으로 생체실험을 하였던 것으로도 악명이 높았던 그의 별명은 죽음의 천사였다. 전후 독일 내에서 가명을 쓰며 숨어 지내던 멩겔레는 남미로 도주, 아르헨티나를 거쳐 1959년 브라질로 이주하였으며 사고로 익사한 이후 DNA 검사를 통하여 세상 앞에 다시

모습을 드러냈다.

98) 19세기 찰스 다윈이 발표한 생물진화론에 입각하여, 사회의 변화와 모습을 해석하려는 견해로 허버트 스펜서가 처음 사용한 낱말이다. 그 후 19세기부터 20세기까지 크게 유행하였다. 사회진화론이 인종차별주의나 나치즘을 옹호한다는 견해도 있다. 오늘날까지도 이를 거론하기도 하는데, 주로 극복해야 할 사상으로 취급한다.

99) 유전적 원인에 의해, 또는 질병 및 뇌장애로 인하여 청년기 전에 야기된 정신발달 저지 또는 지체 상태.

100) 사고의 장애, 망상·환각, 현실과의 괴리감, 기이한 행동 등을 정신증상을 보이는 대표적인 정신병으로 한국에서는 전체 정신병원 입원환자의 2/3 이상을 이 환자가 차지한다.

101) 유전병이며, 드물게도 우성이다. 보통 30세 이후에 뒤늦게 발병하며, 정신장애와 전신마비가 일어난다. 관련된 유전자는 4번 염색체에 있다. 글루타민을 지정하는 삼핵산 반복서열(CAG)이 일정 회수 이상 나타나면 반드시 병이 발병하게 되며 반복 회수에 따라 발병시기가 결정된다.

102) 오스트리아의 작은 마을 브라우나우 출생의 독일 독재자로 게르만 민족주의와 반유태주의자를 내걸어 1933년 독일수상이 되었고, 1934년 독일 국가원수가 되었으며 총통으로 불리었다. 제2차 세계대전을 일으켰지만 패색이 짙어지자 자살하였다.

103) T-4 작전은 1939년부터 1941년까지 있었던 나치 독일의 인종정책으로, 안락사를 이용한 장애인 학살 계획이었다. 이 작전으로 7만5천 명에서 20만 명의 장애인이 학살당하였다. 1941년 8월 18일, 나치 독일은 공식적으로 계획을 중지한다고 발표했으나 그 이후에도 비밀리에 장애인 학살이 이뤄졌다.

104) 모든 진핵생물의 세포 안에 존재하는 막상구조(膜狀構造)로서 세포내 망상구조라고도 한다.

105) RNA와 단백질로 이루어진 복합체로서 세포질 속에서 단백질을 합성하는 역할을 한다.

106) 세포 내의 세포질 소기관으로 동식물 세포 모두에서 발견되는데, 분비작용을 맡고 있다. 소포체에서 합성된 분비 단백질이 이곳 골지체로 운반되어 농축된 후 세포 밖으로 분비되는 원리이다.

107) 가수분해 효소를 많이 지니고 있어서, 세균 등의 이물질을 소화하는 역할을 한다. 세포질 중에서 볼 수 있다.

108) 원통형태의 미세소관 구조이며, 대부분의 동물세포에서 발견되며, 또한 식물세포에서는 일반적이진 않지만 균류, 조류 등에서도 발견된다.

109) 세포 소기관의 하나로 세포호흡에 관여한다. 따라서 호흡이 활발한 세포일수록 많은 미토콘드리아를 함유하고 있다.

110) 생명체의 주된 에너지원으로 인산기가 떨어져 아데노신 이인산(ADP)을 만드는 과정은 7.3kcal/mol의 에너지를 방출하는 발열반응이다. 이때 이 발열반응에 의한 에너지는 특정 물질의 능동 수송이나 각종 신진대사에 쓰이게 된다.

111) 모든 진핵생물에서 발견할 수 있는 세포 내의 세포 기관 중 하나로, 대부분의 유전 정보를 담고 있다. 핵은 세포의 활성을 조절하는 역할을 하며, 세포 분열과 유전에 관여한다. 공 모양이거나 타원 모양인 경우가 많다.

112) 염색체는 세포분열 시 핵 속에 나타나는 굵은 실타래나 막대모양의 구조물로 유전물질을 담고 있다.

세포분열의 전기 때 핵 속의 염색사가 응축되어 염색체를 형성한다.

113) 와이트 섬 프레시워터 출생의 영국 화학자, 물리학자, 천문학자로 화학에서는 기체법칙의 발견에 기여하고, 연소와 호흡에 관하여 '연소설'을 주장하였으며, 물리학에서는 박막의 색에 관한 연구로 파동설의 선구가 되었다. 천문학 분야에서는 오리온자리의 관측, 목성의 회전, 연주시차의 측정 등의 연구가 있다.

114) 함부르크 출생의 독일 식물학자로 〈식물의 기원〉을 발표하여 생물체의 기본구조가 세포라고 역설하였다. 이 견해는 T.슈반의 견해와 더불어 세포설 확립에 일역을 담당하였다.

115) 노이스 출생의 독일 생리학자로 세포설을 확립하고 위액 속의 소화 효소 펩신을 발견하였는데 이것은 동물 조직에서 발견된 최초의 효소이다. 슈반세포는 그의 이름을 딴 것이다.

116) 벨기에 롱글리 출생의 미국 세포생물학자로 1938년 세포질 속의 미립체 발견과 명명을 비롯하여, 전자현미경에 의한 세포의 미세구조에 대한 중요한 연구업적으로, 벨기에의 C.드 뒤브, 미국의 G.E.펄레이드와 함께 1974년 노벨 생리학 · 의학상을 수상하였다.

117) 루마니아 야시 출생의 미국 세포생물학자로 A.클로드와 함께 전자현미경으로 세포의 미세구조를 조사하여 세포의 구조와 기능과의 관계를 연구하였다. 전자현미경에 사용할 세포표본의 제작기술을 완성하여, 이것으로 1955년에 리보솜과 마이크로솜을 발견하였다.

118) 영국 템스 디턴 출생의 벨기에 생화학자로 A.클로드의 연구를 이어받아 동물세포 내에 있는 미소 과립 성분의 하나인 리소좀을 발견하고 그 입자가 외계로부터 들어온 이물질의 세포내 소화에 중요한 역할을 한다는 것을 밝혀냈다.

119) 뉴저지 주 웨스트필드 출생의 미국 외과의사로 1952년 지금도 세계적으로 통용되고 있는 아프가 점수를 개발했다.

120) 그라츠 출생의 오스트리아 생리학자로 1921년 경구 호르몬 피임약에 대한 기본구상을 처음으로 발표했지만 자신의 발견을 실행에 옮기기 전에 47세의 나이로 요절했다.

121) 주로 동물의 난소 안에 있는 황체에서 분비되어 생식주기에 영향을 주는 여성호르몬으로 황체호르몬이라고도 한다.

122) 미국 중서부에 있는 주로 주도(州都)는 제퍼슨시티이다. 이곳은 마크 트웨인의 소설 〈톰 소여의 모험〉의 무대이기도 하며, 개척시대에는 서부로 가는 입구로서 중요하였다.

123) 주로 동물의 난소 안에 있는 여포와 황체에서 분비되며, 태반에서도 분비되어 생식주기에 영향을 주므로 여성호르몬으로 알려져 있다. 에스트론, 에스트라디올, 에스트리올의 세 종류가 있다.

124) 졸링겐 출생의 독일 부인과의사로 부인과, 여성생리학에 관해 다수의 저서를 출판했다.

125) 뉴욕 출생의 미국 여성운동가로 빈민가에서 간호사로 근무하면서 다산과 빈곤이 모자(母子)의 사망률을 높인다고 생각하여 산아제한운동을 활발히 벌였다. 그녀의 노력의 결과로 의사가 피임을 지시하는 권리를 인정받게 되고, 1953년에는 국제 산아제한연맹도 조직되었다.

126) 미시건 주 덱스터 출생의 미국 생물학자이자 억만장자로 남편의 사망 후 매코믹 재단을 상속 받고 여성참정권 등 여권신장을 위해 힘썼으며, 피임약 개발에 공헌했다.

127) 뉴저지 주 우드바인 출생의 미국 내분비학자로 세계 최초의 경구용 피임약을 개발했다. J.로크 등과 약을 개발하고 임상실험을 하였으며, 1960년에 G.D.실 제약회사가 FDA의 판매 승인을 받았다. 이 약의 개발로 성 혁명과 그에 따른 사회 변화의 기폭제 역할을 하였다.

128) 빈 출생의 오스트리아계 미국 화학자, 소설가로 '피임약의 아버지'로도 불린다. 핀커스, 로크 등과 함께 최초의 피임약을 개발했으며, 코르티손의 합성 생산도 발견했다.

129) 에스트로겐과 더불어 가장 중요한 여성의 성호르몬으로 스테로이드 호르몬이다. 기본구조로 프레그난을 갖고 있으며, 대표적인 것으로는 프레그난디올, 프로게스테론, 프레그네놀론 등이 있다. 합성 게스타겐은 '프로게스틴' 또는 '프로게스타겐'으로 부르기도 한다.

130) 최초의 경구용 피임약으로 미국의 내분비학자인 G.G.핀커스가 J.로크 등과 함께 개발하였다. 이 약은 매스꺼움, 구토, 가슴 통증 등의 부작용 가능성에도 불구하고 매일 정해진 시간에 맞추어 복용하기만 하면 99%의 피임률을 기록함으로써 여성들에게 대환영을 받아 1970년대 중반까지 전 세계에서 2천만~3천만 명이 복용하였다.

131) 임신 3개월까지만 낙태를 허용한 법률규정.

132) 뷰포웨스트 출생의 남아프리카공화국 흉부외과의사로 인간을 상대로 한 최초의 심장이식 수술에 성공했다.

133) 생트푸아레리옹 출생의 프랑스 생물학자, 의학자로 1912년 혈관봉합과 장기이식의 연구 업적으로 노벨 생리학 · 의학상을 수상하였다. 제1차 세계대전에 참전하여 심부창상의 감염을 막기 위하여 영국의 H.D.데이킨과 함께 데이킨-카렐 방법을 개발하였다.

134) 면역억제제로 1983년 이후 이 약제가 사용되기 시작하면서부터 이식 후 거부반응의 빈도가 현격히 줄어들고 면역억제제의 부작용도 감소하였다. 스위스의 산도즈 제약회사에서 1970년대 말에 개발되었으며 현재까지도 다른 면역억제제, 즉 아자치오프린 · 스테로이드제 등과 함께 주 면역억제제로 사용되고 있다.

135) 1967년 설립된 재단으로 유럽 최대의 장기 제공 네트워크를 가지고 있으며, 본부는 네덜란드의 레이덴 대학에 있다.

136) 남아프리카공화국 웨스턴 케이프 주의 주도로 남아프리카공화국 의회의 소재지로서 행정부가 있는 프리토리아와 더불어 수도의 지위를 나누어 맡고 있다.

137) 튀링겐 주 하일리겐슈타트 출생의 독일 외과의사로 나중에는 암 치료 전문의로 활동했다. 안락사를 옹호했으며, 의사동료들의 무수한 의료상의 실수를 비난했고, 의사신분을 비판하는 책을 다수 집필했다.

138) 전립선에 발생하는 암으로 원인은 불명이지만 연령과 남성 호르몬이 유발인자로서 관계가 있는 것으로 보고되고 있다. 치료는 조기라면 근치수술로서 전립선 절제술을 시행하거나 방사선 요법을 시행하지만, 이것을 할 수 없는 경우에는 항(抗) 남성 호르몬 요법을 적용시킨다.

139) 보덴제(Bodensee), 뮈리츠(Mueritz)에 이어 독일에서 세 번째로 큰 호수이며 바이에른 주에서는 가장 큰 호수로 바이에른의 바다라는 별명을 가지고 있다. 독일 바이에른 주의 로젠하임(Rosenheim)과 오스트리아의 잘츠부르크(Salzburg) 사이에 위치하고 있다.

140) 체코 데신 출생의 오스트리아 수학자로 다방면으로 재능이 많았다. 특히 컴퓨터 단층촬영에 사용되는 라돈 변환, 라돈 수치, 라돈 정리, 측도론에서 중요한 라돈-니코딤 정리 등은 그의 이름과 결합되어 있다.

141) 주어진 선이나 에너지 전달 경로를 따라 대상체의 물성을 적분하는 것. 단층촬영에서는 투영을 얻기 위한 파선 적분을 말하며, 탄성파 자료처리에서는 타우-피 변환 또는 경사 중합이라고 한다.

142) 남아프리카공화국 요하네스버그 출생의 미국 의료물리학자로 1차원 투영상으로부터 2차원 화상을 재구성하는 방법을 연구하여, 컴퓨터 제어에 의한 X선 단층촬영의 이론적 기초를 구축하였다. 이 업적으로 G.N.하운스필드와 1979년에 노벨 생리학·의학상을 공동수상하였다.

143) 노팅엄셔 주 뉴어크 출생의 영국 전기공학자로 컴퓨터 단층촬영(CT) 진단 기법을 개발하여 1972년에 주사를 이용한 임상실험에 성공하였으며, 이 업적을 인정받아 1979년 미국의 앨런 M. 코맥과 공동으로 노벨 생리학·의학상을 받았다.

144) 스위스 취리히 주의 주도로 스위스 제일의 도시이며, 도로와 철도의 결절점에 해당하여 각 방면으로 직통열차가 발착한다. 경제적·정치적 안정 때문에 신용이 높아 국내 은행 이외에 세계 각국의 금융 기관이 지점을 설치해 놓고 있으며, 세계의 금융주식의 중심지로서 유럽 최대의 외환시장을 형성하고 있다. 취리히 공과대학은 1996년 현재 유전공학연구소, 원자핵연구소, 반도체연구소 등 84개의 산하 연구소가 있으며, 1995년 현재 19명의 노벨상 수상자를 배출하는 등 기초과학 분야에 있어 세계적 수준을 자랑하고 있다.

145) 뤼겐 섬에서 출생한 독일 최초의 여의사로 여성의 대학공부 허용과 여성운동을 위해 투쟁했다.

146) 피부에 생기는 드문 종양으로 특히 면역 억제된 환자들 중에서도 후천성면역결핍증(AIDS)과 연관되어 발병하는 것으로 알려져 있다. 신장이식 등 장기이식 후의 면역억제를 받은 경우 일반인보다 150~200배의 발병빈도를 보인다. 에이즈와 연관되어 나타나는 경우는 특히 남성 동성애자에서 흔히 관찰된다.

147) 흉선에서 유래하는 림프구로 면역에서의 기억능력을 가지며 B세포에 정보를 제공하여 항체 생성을 도울 뿐만 아니라 세포의 면역에 주된 역할을 한다. T세포는 흉선에서 교육을 받아 크게 세 가지 종류의 T세포로 나뉘는데, 살해 T세포(killer t-cell), 보조 T세포(helper T-cell), 조절 T세포(regulatory T cell)가 그것이다.

148) 미국 플로리다 주에 있는 도시로 항구도시이자 관광, 상공업 도시이다. 온화한 아열대성 기후와 아름다운 해안선 때문에 옛날부터 관광지로 알려져 왔으며, 특히 피한지로서 중요시된다.

149) 서인도제도에 있는 나라로 정식 명칭은 아이티공화국(Republic of Haiti)이다. 서인도제도에서 두 번째로 큰 히스파니올라 섬을 도미니카공화국과 공유한다. 섬의 서쪽 1/3과 인근의 작은 섬들로 이루어져 있다.

150) 선천적으로 타고나는 유전병 중 하나로서 혈액응고인자가 없어서 발생하는 질환. 상처가 나도 혈액응고인자가 없어 피가 멈추는 데 정상인보다 시간이 오래 걸린다.

151) 샹트르 주의 앵드르 데파르트망에 있는 샤브리 코뮌에서 출생한 프랑스의 바이러스 학자로 파스퇴르 연구소에서 프랑수아즈 바레시누시와 함께 후천성면역결핍증을 일으키는 인체면역결핍 바이러스

(HIV)를 발견하여 2008년 노벨 생리학 · 의학상을 공동으로 수상하였다.

152) 인체면역결핍 바이러스로 인간의 몸 안에 살면서 면역기능을 파괴하는 바이러스, 에이즈를 일으킨다.

153) 유전물질이 단일가닥 RNA인 동물성 바이러스 중에서 단일가닥 RNA가 DNA 합성 때 주형으로 작용하는 무리이다. 자신의 RNA를 DNA로 역전사시킨 다음 이 DNA를 숙주세포 염색체에 삽입시켜서 번식한다.

154) 코네티컷 주 워터버리 출생의 미국 바이러스 학자로 80년대 초 최초의 인체 레트로바이러스 발견자로 유명해졌다.

155) 자궁과 난소를 연결하는 가늘고 긴 관으로서, 이곳에서 수정이 이루어지며 수정란을 자궁으로 이동시키는 역할을 한다.

156) 인체에 대한 부작용이 적고, 체내에 침입한 병원체에 대해서는 사멸시키거나 번식을 저지시키는 화학약품을 사용하여 병을 근본적으로 고치려고 하는 요법.

157) 베로나 출생의 이탈리아 의사, 시인으로 유명한 의학시(醫學詩) 〈시필리스 시베 모르부스 갈리쿠스〉에서 목자(牧者) 시필리스의 병의 증후와 오늘날의 수은 요법을 시사하는 치료법을 기술하였으며, 이로부터 시필리스가 매독의 어원이 되었다.

158) 에식스 주 업턴 출생의 영국 외과의사로 1865년 페놀에 의한 무균수술법을 고안하고, 이의 실제적인 응용에도 성공하여 외과치료에 획기적인 발전을 가져왔다.

159) 베를린 출생의 독일 산부인과의사로 산후에 태반을 압출하는 방법인 '크레데법', 태반의 착색도식, 질산은점안에 의한 신생아의 임균성 농루안 예방 등의 업적이 있다.

160) 햄프턴 출생의 영국 발생학자로 1997년 2월 27일에 복제양 돌리의 탄생을 알리는 논문을 「네이처」에 발표하였다. 이에 대해 질병 치료를 위한 의료연구에 유용하다는 찬성론과 생명 복제에 대한 윤리문제와 신의 영역 침범이라는 반론이 맞서고 있다.

161) 동식물의 한 개체에서 수정을 거치지 않고, 무성생식에 의하여 양친과 똑같은 유전자 조성을 가진 개체를 얻는 기술로 그 개체군(個體群)을 클론이라고 한다.

162) 유해한 유전자로 인한 질병에 대하여 정상 유전인자를 치료가 필요한 사람의 세포에 주입하여 치료하는 방법이다.

163) 아이오와 주 디모인 출생의 미국 생화학자로 프리온을 발견하여 인간광우병과 알츠하이머병 연구에 기여하였으며 그 공로로 1997년 노벨 생리학 · 의학상을 받았다.

164) 4~5세의 소에서 주로 발생하는 해면양뇌증으로 미친 소처럼 행동하다가 죽어가는 전염성 뇌질환이다. 프리온 단백질의 화학구조에 의해 발생하며, 증상은 소의 뇌에 구멍이 생겨 갑자기 미친 듯이 포악해지고 정신이상과 거동불안, 그리고 난폭해지는 등의 행동을 보이는 것이 특징이다.

165) 크로이츠펠트-야코브병(CJD)은 1920년 H.G.크로이츠펠트와 21년 A.야코브가 처음으로 보고한 신경질환으로 전 세계적으로 발견되며 지역과 인종에 관계없이 보통 인구 백만 명 당 연간 1명 발병한다. 소의 '광우병', 사람의 '쿠루병', 염소와 양의 '스크래피'처럼 뇌가 광범위하게 파괴되어 스펀지처럼 구멍이 뚫리는 신경질환인 '전염성 해면양뇌증(TSE)'에 속한다.

166) 뇌가 광범위하게 파괴되어 스펀지처럼 구멍이 뚫리는 신경질환을 일컫는 말. 세포에서 발견되는 단백질의 일종인 프리온(Prion)에 의해 감염되는 것으로 여겨지고 있다.

167) 단백질(Protein)과 비리온(Virion, 바이러스 입자)의 합성어로, 바이러스처럼 전염력을 가진 단백질 입자라는 뜻이다. 프리온은 이제까지 알려진 박테리아나 바이러스 · 곰팡이 · 기생충 등과는 전혀 다른 종류의 질병 감염인자로, 보통의 바이러스보다 훨씬 작으며 사람을 포함해 동물에 감염되면 뇌에 스펀지처럼 구멍이 뚫려 신경세포가 죽음으로써 해당되는 뇌기능을 잃게 된다.

168) 한 분자 안에 아미노기와 카복시기를 가지는 유기화합물이다. 모든 생명현상을 관장하고 있는 단백질의 기본 구성단위이다.

169) 폴란드 브레슬라우 출생의 독일 고백교회의 목사이자 신학자로 나치스 정권하에서도 나치스에 반대하는 자세를 고수하였다. 1943년 게슈타포에게 체포되어 강제수용소에서 처형되었다. 1995년 기독교한국루터회가 뽑은 '세계를 빛낸 10인의 루터란'의 한 사람이다.

170) 독일 바이에른 주 오버팔츠 지방에 있는 도시.

171) 유타 주 솔트 레이크 시티 출생의 미국 생화학자로 현재 크레이그 벤터 연구소를 운영하고 있다. 미국 국립보건원에 있을 때 인간 유전체 서열 해독 기술을 이용하여, 셀레라라는 회사를 만들어서, 인간유전체프로젝트의 속도를 올린 결과를 낳았다. 초기에는 인간유전체 서열을 특허화 하는 사업모델을 만들었으나, 나중에 영국 생어센터에 의해 그것이 불가능해졌다. 그래서 인간 유전체 정보를 공개했다. 최근에는 자신의 이배체 유전체 서열을 해독하여 공개하였다.

172) 한 생물이 가지는 모든 유전 정보를 말하며 유전체라고도 한다. 일부 바이러스의 RNA를 제외하고 모든 생물은 DNA로 유전 정보를 구성하고 있기 때문에 일반적으로 DNA로 구성된 유전 정보를 지칭한다.

173) 1990년 미국을 중심으로 프랑스, 영국, 일본 등 15개국이 함께 시작한 사업으로 어떤 염기서열에 어떤 유전정보를 가진 염기서열이 존재하는지를 밝혀내 일종의 유전자 지도로 만들어 공개함으로써 인류의 공동재산으로 삼으려는 것이다.

찾아보기